家族のケアでがんは消える

患者を生還に導く48の智恵

薬学博士
がん統合医療コーディネーター
野本篤志
Atsushi Nomoto

遊タイム出版

はじめに

がんという病気に影響を与える「家族の力」を考える上で、私にとって忘れられない患者さんがいます。

乳がんが肺や骨に転移し、余命1か月と宣告されたある40代の女性です。肺のレントゲン写真は真っ白で、すでに3大療法では手の施しようのない状態にまで進行してしまったので、緩和ケア病棟で痛みなど症状を抑える治療のみを受けていました。

実は、母親は幼少時から病弱だった妹にかかりきりだったため、長女だった彼女は母親に一度も甘えたことがなかったそうです。がんになってからも、「心配をかけたくない」と発病して5年の間ずっと打ち明けることができずにいました。

しかし余命1か月と宣告され、主治医から「お別れを言いたい人には言っておいたほうがいい」と勧められ、初めて母親にがんであることを打ち明けました。それを聞いた母親は田舎から看病に通ってくるようになりました。

すると、信じられないことが彼女に起こりました。それだけで彼女の病状が急激に快方へと向かったのです。積極的な治療も食事療法もしていないのに、3か月後、半年後と、レントゲンの白い影がどんどん消えていき、東日本大震災の被災の影響で体調が悪化して残念ながら亡くなってしまいましたが、余命宣告から1年も生き続けました。

彼女はがんをきっかけに自分の気持ちを打ち明け、母親と初めて心を通わせることができ、自分の人生を全うできたのです。

私自身の体験も少し紹介させていただきます。

私の母は41歳で乳がんを発症し、それから36年間家族でがんと闘いました。発症したのは私が高校1年生だった昭和48年のこと。当時はまだ、自然治癒力という言葉もあまり知られていませんでした。がんになれば病院に頼ることしか考えられない時代でした。

母は手術を受けて寛解しましたが、その後も再発・転移におびえていました。銀行員だった父は母のためにがん関連の本を山のように買ってきては読みふけり、これはと思うものを見つけては母に勧めて生活に取り入れました。その甲斐があってか、乳がんは36年間再発しませんでした。70歳のときに胆管がんを発症しますが、外科手術だけで寛解し、さら

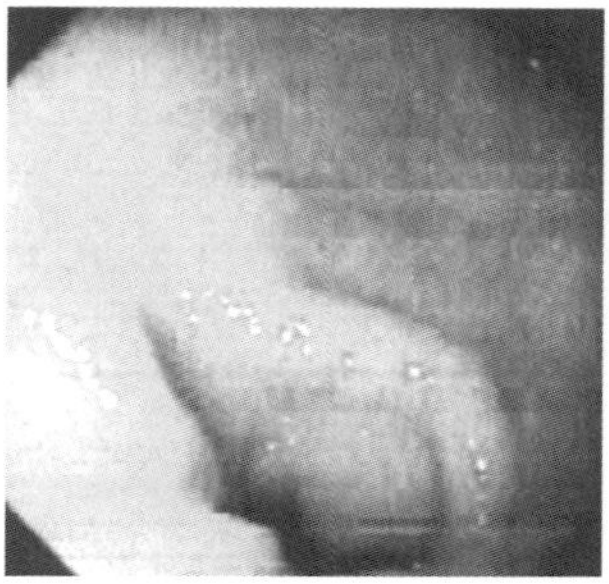

2008年11月27日
約10ヶ月で寛解

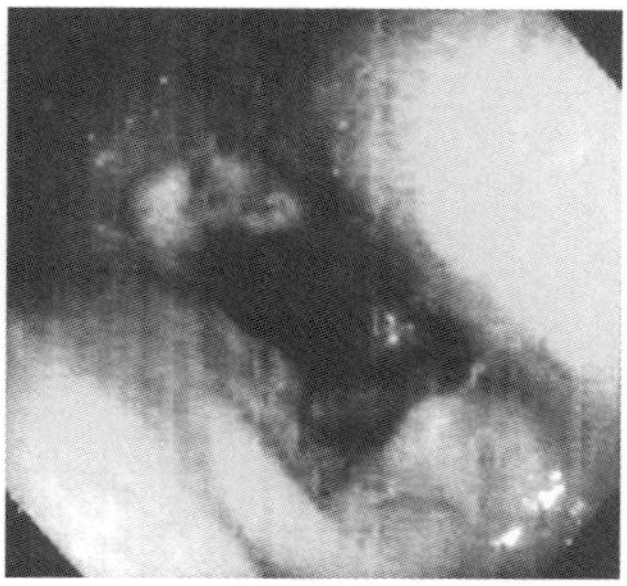

胃がん 2008年1月30日

に75歳で発症した胃がんは3大療法を一切受けずに1年で消失しました。

その後、最初の乳がんの摘出手術時の輸血で感染したC型肝炎が肝硬変、肝臓がんへと進行し、77歳で生涯を閉じました。しかし、苦しんだのは最後の1週間だけで、亡くなる10日前までは妹とデパートに出かけるほど元気でした。

いまでは私はこう思っています。

おそらく、母1人ではとても3つのがんは克服できなかっただろうし、最後のがんではもっと苦しんで生涯を閉じることになったでしょう。母が4つのがんを経験してもなお、天寿を全うする生き方ができたのは、母に長年寄り添って自然治癒力を信じて支え続けた父親の存在と、その父と母を励まし相談に乗りながら見守ってきた私たち家族の存在によって、彼女の自然治癒力が最大限に高まったからだと思います。

そんな母と父の姿を間近で見てきた私は、自然治癒力を尊重せず、手術・放射線療法・化学療法の３大療法ばかりに頼る現代のがん医療に疑問を持ちました。そして、22年間勤め新薬の創出に携わってきた製薬会社を退社し、「自分の健康は自分で守り、取り戻そう」を理念とするＮＰＯ法人と、二人三脚でがん克服を目指す患者と家族をサポートする「ラポールの会（がん体験者とその家族の会）」を新たに立ち上げて、多くのがん患者さんとその家族を見守ってきました。

その活動の中で、家族とがんを克服されたさまざまな患者さんと出会いました。

10万人に１人という難治性の胃がんＧＩＳＴにかかった30代男性は、奥様に支えられて３大療法を一切受けずにがんを克服し、今も第一線で仕事に励んでいます。奥様は小さいお子さん２人の育児と家事をしながら、ご主人のためにがんに効くとされる食事を家族とは別メニューで作り続けました。

ある30代の子宮体がんの女性は、放射線療法の副作用に悩み、再発と余命宣告というどん底の時期に出会った自然療法に望みをつなぎました。その際ご主人は、「放射線療法はもう受けない」という彼女の決断を黙って聞き、病院へ断りに行くのに一緒に付いていってくれたそうです。彼女は、やさしいご主人の愛情に支えられ、幼いお嬢さんを残して亡くなるという恐怖に打ち克って生還され今も親子で仲良く暮らしています。


　がんという病気を克服するために最も大切なことは、患者本人が自分の治る力を信じて前向きな気持ちで治療やセルフケアに取り組むことです。しかし、それを患者１人で成し遂げることは難しく、家族の存在がとても大切になってきます。

　がんとの闘いを考えるとき、私はスポーツの世界で成功した選手を思い浮かべます。オリンピックのマラソンやフィギュアスケートなどで金メダルを取った選手のそばには必ず名コーチの存在があります。世界チャンピオンになったボクシング選手には必ず名トレーナーがいます。スポーツ選手が一流になり成功するためには、本人の才能と血を吐くような努力が必要条件であるのは言うまでもありませんが、常に傍らで支え続け二人三脚で成功の階段を登っていく名コーチや名トレーナーの存在が十分条件として欠かせません。

　コーチやトレーナーは多種多彩な役割を担っています。技術的なアドバイスをするコーチとしての役割、肉体的なコンディション管理や練習プランの組み立てを行うトレーナーとしての役割、日常の時間管理をするマネージャーとしての役割、心の悩みを聞いて解決するカウンセラーとしての役割、対外的な交渉をするネゴシエイターとしての役割などです。こうしたサポートがあって初めて、選手は成功することができます。

では、がんの患者にとって、こうした多くの役割を病院の医師に果たしてもらうことは可能でしょうか？

答えは否です。医師は１人の患者の専属ではありません。一時期に何十人、何百人の患者を診ていくのでまず物理的に不可能です。

そう考えると、名コーチ、名トレーナーになれる存在はいちばん身近にいる家族をおいて他にはありません。しかし、それはそう簡単な話ではありません。コーチやトレーナーはその分野を専門的に学んできた人たちです。ところが、私たちはある日突然、家族の誰かががんを宣告され、急にその日からサポート役を果たさなくてはいけなくなるのです。

書店に並んでいる本、インターネットに掲載されている情報を探せば、がん患者本人に関わる情報はたくさん見つけ出すことができます。でも、がん患者の家族として本人とどう向き合っていけばいいのかを教えてくれる情報は皆無に等しいのです。

私は過去36年間、がん患者の家族としてさまざまな体験をし、試行錯誤を繰り返しながら実践で学んできました。母の死後は、ＮＰＯ法人やラポールの会を通じてさまざまな患者さんと家族の悩みを直に聞き、相談に乗り、見守り、支えてきたなかで多くの学びを得ることができました。

本書は、そうした私の実体験や学びから身につけてきた生きた知恵（情報や知識ではなく）をわかりやすくまとめたものです。

この本を最初に読んでいただきたいのは患者さんの家族です。次に、患者さんにも知ってほしい内容があれば、家族のあなたから伝えて共有してください。そして、名選手と名コーチになって、がん克服に向かって二人三脚で歩んでいっていただければと思います。

本書が、１人でも多くの、いままさに悩み苦しんでいるがん患者さんとその家族の福音となることを願ってやみません。

目次

第6章　心のケア

第7章　もし家族が余命宣告を受けたら

01

Saving your family from Cancer

がんとセルフケア

第1章 がんとセルフケア

なぜ現代医学でがんが治せないのか

自分や家族ががんになったとき、私たちは病院で手術や化学療法（抗がん剤治療）、放射線療法に頼ろうとします。医師も何の疑いもなくこれら3大療法を勧めます。しかし、3大療法はいずれもすべてのがんを治癒させることができません。それは、なぜでしょうか？

現代のがんに対する通常医療のアプローチについて考えてみましょう。

まず、WHAT？（何を？）——診察や検査をして診断名をつけることがスタートです。

次に、HOW？（どのように？）——診断名に沿った治療を施します。

これだけです。

ここには、肝心のWHY？（なぜ？）——「がんになった理由は何か？」という視点が欠落しています。

原因はなおざりにしたまま、できたがん細胞の塊（腫瘍）を「切り取る（手術）」「焼き殺す（放射線療法）」「毒殺する（化学療法）」のいずれかの方法で消去しようとするだけです。現代西洋医学は、原因は何であれ、症状の治療にのみ目を向けます。しかし、これは対症療法にすぎません。部分的な病変ばかりを見て人間全体を見ていないのです。

そのマイナス面が如実に現れているのががんに対する３大療法です。原因は追究せず、できた腫瘍の塊を取り去ることだけに着目しています。だから、がんの治療は未だ根本的な解決には至っていません。

実は、がんを克服するために最も大切なのは原因へのアプローチなのです。

がんは自然からのメッセージ

人はなぜがんになるのでしょうか？

もともと日本はがんの少ない国でした。１９５０年頃まではがん死亡率はきわめて低かったのです。しかし、高度経済成長期以降、がん死亡率は右肩上がりで増えていきます。

現在では日本人の2人に1人が生涯のうちにがんにかかり、3人に1人ががんで亡くなっています。さらに、2015年には日本人の3人に2人ががんにかかり、2人に1人ががんで死亡することになるとの予測もあります(参議院厚生労働調査室「がん対策基本法の意義とがん医療の在り方」)。

これだけがんが増えた理由は何でしょうか?

私は「がんは自然からのメッセージ」だと考えています。

人ががんになる理由は、いま社会で問題になっている地球環境の悪化による自然災害と同じです。現代人は自分たちも自然の一部であることを忘れ、あまりにも自然からかけ離れた生き方をしています。

わかりやすい例を示しましょう。近年、エチゼンクラゲの大量発生がありました。これは、人間が海を汚し、生態系を乱したことが原因であり、「もっと自然を大切に守り、共生してほしい」という自然からのメッセージに他なりません。

人間がこのメッセージに耳を傾けて海洋汚染や魚の乱獲を止めれば地球の自浄作用が働き、メッセンジャーとしての役割を終えたエチゼンクラゲは自然に消えるはずです。ところが、原因は放置したまま、エチゼンクラゲを捕獲するという対処のみに留まっているから、繰り返し発生することになります。

がんも同じです。あまりにも自然からかけ離れた生き方・暮らし方をしている私たちに対して、「自然に沿った本来の生き方に立ち返りなさい」と自然がメッセージを送っているのです。

自然からかけ離れた生き方・暮らし方というのは、具体的に言うと、乱れた生活習慣やストレスを溜め込むような生き方や考え方です。

がんは、自分の生き方を本来の道に戻す必要性を教えてくれています。人間は自然の一部であり、自然な状態にあれば自然治癒力は生き生きと働き、健康でいられます。

がんからのメッセージに耳を傾けて本来の人間らしい生活に戻れば、自然治癒力が活発に働きます。すると、メッセンジャーとしての役割を終えたがんは自然に消えていくのです。

がんにかかる人は、必然的にそうなるだけの体内環境になっています。病気の根本的な原因は、睡眠、運動、排泄、水・空気、食事、心の問題など、その人の生活習慣や生き方・

発がんのイメージ

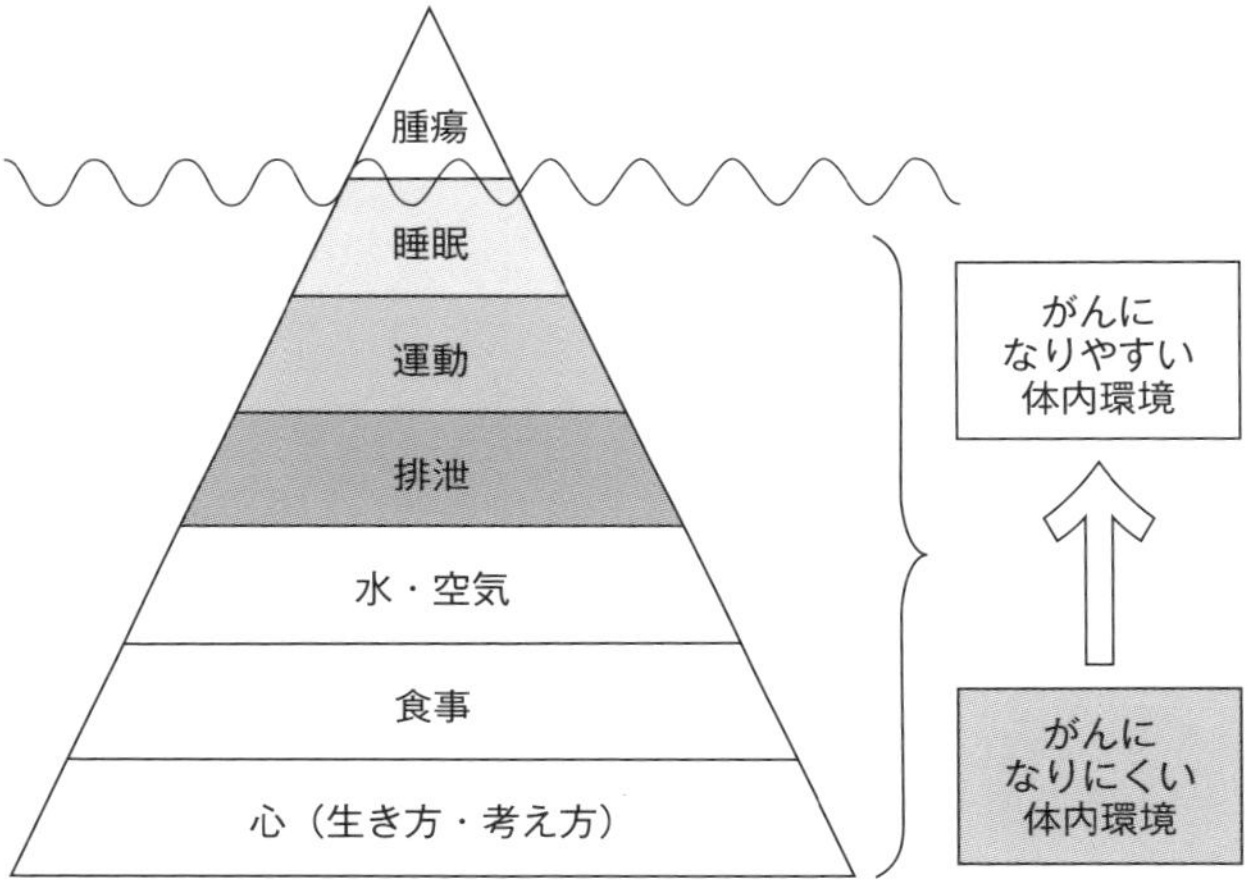

考え方そのものの中にあります。「腫瘍」や「症状」として現れているのは氷山の一角にすぎません。

ですから、がんを治すというのは、単に腫瘍や症状を消すことではありません。「がんになりやすい体内環境」を正常に戻し、「がんになりにくい体内環境」に変えることです。

そのために重要なのが「セルフケア」です。

ところが、現代医学を学んだ医師は医学部でセルフケア（食事や運動、心のことなど）については全く勉強していません。だから、患者が病院へ行ってもなかなか解決できないのです。

がんを克服するには、まず「がんの成り立ちを知り、がんのメッセージに耳を傾け、自分がなぜがんになったのかに気づく」（＝ＷＨＹ？）ことから始めなければなりません。

そして、「自分の健康は自分で取り戻すという意識で、自分でできることを日常で実践する」（＝ＷＨＡＴ？とＨＯＷ？）という「セルフケア」の考え方が大切なアプローチです。

ここで言うセルフケアというのは、「体のセルフケア」と「心のセルフケア」に大きく分けられます。後述しますが、がんを克服するために最も大切なことは次の４つです。

①がんのメッセージに耳を傾けて、自然からかけ離れた自分の生活習慣や生き方・考え方を見つめ直す。

②もともと自分の体の中にある自然治癒力を信じ、それを高めるためのセルフケアを毎日実践する。

③希望と感謝の気持ちをもって前向きに生きる。

④心を穏やかに保ち、一日一日を大切に生きる。

がんは自分で治せる病気です。ただし、そのためには家族のサポートが必要になります。

細胞のがん化は胎児細胞への先祖がえり

がんを克服するためになぜセルフケアが大事なのか理解するには、がんの成り立ちを考えてみる必要があります。

まず、がんが発症するメカニズムとして、その発生過程は大きく3段階に分けられます。一つひとつについて詳しく説明していきましょう。

人体を構成する細胞は約60兆個と考えられています。人間は、たえず細胞の分化・増殖を繰り返しながら成長していきます。成長してからも、古い細胞は死に、新しい細胞が生まれて分裂すると言う新陳代謝を繰り返して寿命を全うします。

こうした細胞の機能をコントロールしているのが遺伝子です。しかし、がんの発生に関わる放射線や活性酸素（加齢やストレス、食品添加物・医薬品の多用、喫煙などが原因で発生する）、発がん物質（農薬や環境汚染物質などに含まれる）によって、正常細胞の遺伝子が傷つけられます。すると、異常な細胞が生まれて「がん遺伝子」に変化します。

発がんのメカニズム

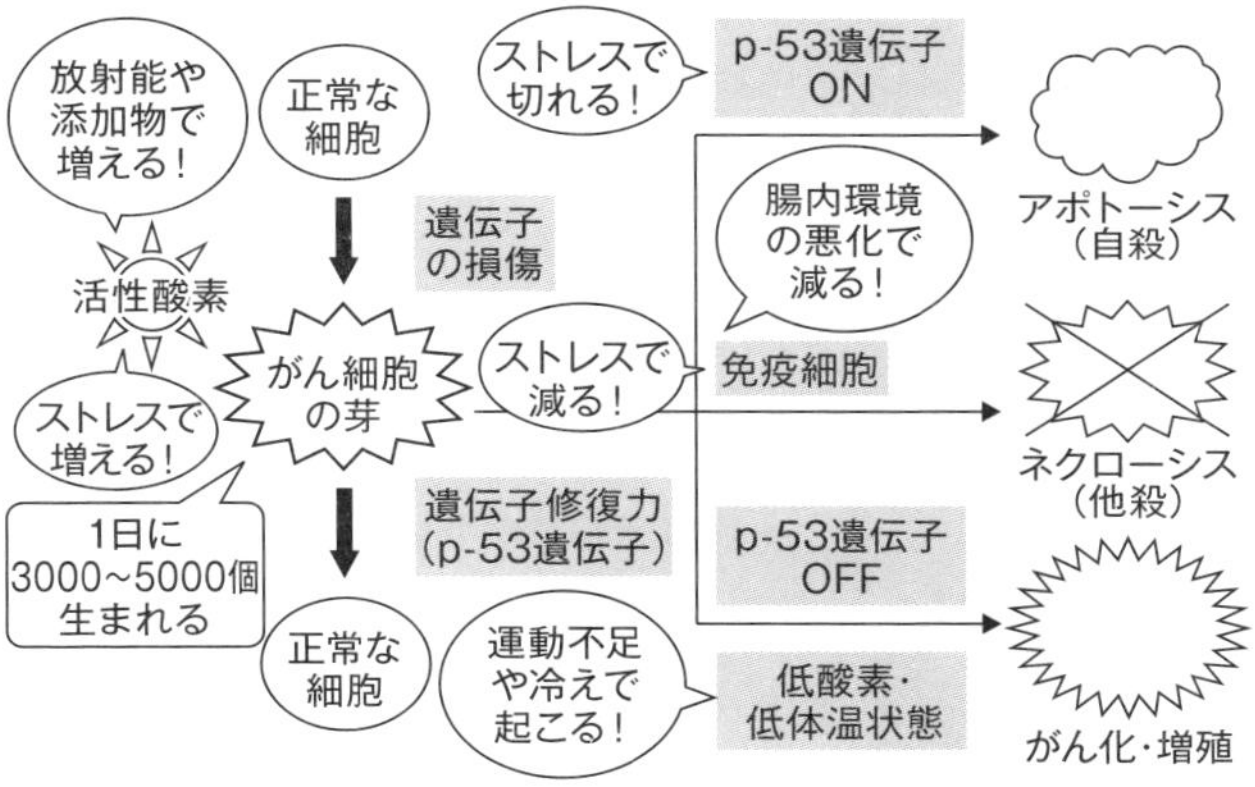

「ガン遺伝子」を持った細胞は「がん細胞の芽」と呼ばれています。私たちの体の中ではこうしたがん細胞の芽が一日に数千個もつくられています。

これががんの成り立ちの第1段階です。医学の専門用語で「イニシエーション（発現）」と言います。

しかし、すぐにがんを発症することはありません。私たちの体にある60兆個すべての細胞には「がん抑制遺伝子」が備わっていて、その働きで異常な細胞を修復したり消去したりしてくれます。がん抑制遺伝子の代表が後述する「P―53遺伝子」です。具体的には、遺伝子の傷が浅く修復可能な場合は、P―53遺伝子が働いてがん細胞の芽を正常な細胞に戻してくれます。修復が不可能なほど遺伝子の傷が深い場合には、P―53遺伝子が働いてがん細胞の芽は自殺して自ら消滅します（細胞のアポトーシスと呼ぶ）。また私たちの体内をパトロールしている免疫細胞ががんの芽を見つけて消去することもあります。

ところが、何らかの影響で自然治癒力（免疫力やがん抑制遺伝子による遺伝子修復力）が低下し、その状態が継続すると、がん細胞の芽が消去されずに残ってしまいます。

これががん発生の第2段階で、「プロモーション（促進）」と呼ばれるプロセスです。

この自然治癒力の低下の原因は、ストレスや乱れた食生活による腸内環境の悪化、体を冷やす生活習慣などです。

こうして消去されずに残ってしまったがん細胞の芽は、最初はゆっくり成長していき、やがて急激に増殖を始めます。そして、無制限に分裂・増殖する「がん細胞」になります。

がん細胞の大きな特徴で、最も怖いのはこの無限・無秩序に増殖することです。

では、がん細胞が成長して急激に増殖し始めるのはなぜでしょうか？

そのヒントは、お母さんのお腹の中にいる赤ちゃんの細胞にあります。

たとえば、さまざまながんが特徴的に作り出す腫瘍マーカーの1つにＡＦＰ（α―フェトプロテイン）という蛋白がありますが、これはがん細胞だけでなく、実は胎児の細胞も持っている蛋白です。妊娠している女性の血液中で、出生時まで増え続け、誕生後には消失します。

がん細胞と胎児細胞の共通点の1つは、増殖（細胞分裂）が早いことです。正常細胞が月単位で分裂するのに対して、がん細胞と胎児細胞は週または日単位で分裂します。私たちの体の細胞が増殖するということは、生命維持に必要なだけの細胞数を増やしているということです。それはがん細胞にとっても同じです。がん細胞も私たちの体の一部だからです。

このように、細胞のがん化は「胎児の細胞への先祖がえり」ととらえるとわかりやすいでしょう。

低酸素・低温状態ががん細胞の増殖を加速させる

どうしてがん細胞は増殖のスピードが早くなるのでしょうか？

恒温動物である人間には一定の「酸素」と「温度」が必要です。この2つの条件が十分に得られないと、体はその状態に適応できる細胞を新たに作り出します。それが、がん細胞です。

実は、がん細胞と胎児細胞にはもう1つの共通点があります。細胞内でのエネルギー産生のシステムが同じなのです。

私たちの体のエネルギー産生のシステムには「解糖系」と「ミトコンドリア系」という2つのエネルギー系があります。

まず、「酸素」という面から考えてみましょう。

解糖系ではブドウ糖を原料にして食べ物から得た栄養素をエネルギー（アデノシン3リン酸＝ATP）に変換します。このとき酸素は使いません。

これに対して、ミトコンドリア系は呼吸で酸素を取り込んでATPを産生します。

つまり、解糖系は酸素を使わず、ミトコンドリア系は大量の酸素を使ってエネルギーを作り出すということです。

胎児の血中酸素濃度は母体の5分の1と酸欠状態にあるため解糖系でエネルギーを作っています。そして、がん細胞も酸素を必要としない解糖系がエネルギーを供給しているのです。

言い換えると、分裂の盛んな細胞は解糖系のエネルギーを主体に活動します。一方、ミトコンドリア系は細胞の分裂スピードを抑えます。解糖系とミトコンドリア系のバランスが崩れ、無酸素呼吸の解糖系ばかりが活動するようになると、がん細胞の増殖が加速されるのです。

さらに、正常細胞は酸素が十分に供給されているときはミトコンドリア系で効率よくエネルギーを作り（ブドウ糖１分子からＡＴＰ36分子）、酸素が十分に供給されないときのみ効率の悪い解糖系でエネルギーを作ります（ブドウ糖１分子からＡＴＰ２分子）。しかし、がん細胞は酸素が十分供給されているときでも効率の悪い解糖系でエネルギーを作ります。がん細胞は酸素の有無にかかわらず、解糖系に依存したエネルギー代謝を行うのです。

この現象は「ワールブルク効果」と呼ばれています。一九二〇年代にオットー・ワールブルク博士が発見した現象で、彼はその功績でノーベル生理学賞を受賞しています。がん細胞は酸素があってもわざわざ苦しい呼吸をしているわけです。

一方、エネルギー産生を「温度」の面から考えると、ミトコンドリアを増やすには温度の高い環境が必要ですが、解糖系は温度の低い環境でもエネルギーを作ることができます。

つまり、がん細胞というのは、低酸素・低温状態でもエネルギーを産生できるように適応した細胞だということができます。

がん発生プロセスの第2段階で残ったがん細胞の芽が、低酸素・低温の状態に長期間さらされると、エネルギー産生の形態がミトコンドリア系から解糖系にシフトして、原始的な細胞への先祖がえりが起こり、細胞は無限・無秩序に増殖し始めます。これががん発生の第3段階です。このプロセスは「プログレッション（増殖）」と呼ばれます。

では、なぜがん細胞は、原始的な細胞と同じ呼吸法（エネルギー産生法）に先祖がえりするのでしょうか？

それは、食生活の乱れ（加工食品や塩分の過剰摂取、野菜不足など）、運動不足、体を冷やす生活習慣、ストレスなどによって起こる血流の低下や代謝不全が原因で、細胞が酸欠状態になり、やむを得ずに胎児と同じ呼吸法に戻って生き延びようとし、結果的にがん細胞に変化してしまうのです。

したがって、食生活をはじめとする生活習慣を改善し、「がんになりやすい体内環境」を「がんになりにくい体内環境」に変えるセルフケアを実践することが大切です。それにより、先祖がえりしてしまっているがん細胞をミトコンドリア系の呼吸に変え、増殖（細胞分裂）のスピードをゆっくりに戻してやることが可能になります。

食生活で細胞のナトリウムとカリウムのバランスを整える

「体のセルフケア」の中でとくに重要なのは食生活の改善です。正しい食習慣はがんの予防につながることはよく知られていますが、実はがんの「治癒」という面でもとても大切なのです。

がん細胞は酸素が足りなくなると増殖のスピードが加速します。その主な原因は、あらゆる生命活動（代謝）にとって大切なミネラルであるナトリウム（塩分）とカリウムのバランスが崩れることです。

私たちの体を構成する細胞は、細胞の外側（血液やリンパ液などの体液）にナトリウムが多く、細胞内にはカリウムが多い状態でバランスが保たれています。この状態が維持されてこそ、正常な生命活動が営まれます。つまり、健康でいられます。

ところが、このバランスが崩れると、細胞ががん化しやすくなります。がん細胞は細胞内にナトリウムが多くなり、細胞外にカリウムが多くなるという特徴があります。

ちなみに、先ほどお話しした胎児細胞も、がん細胞と同じく、細胞内にナトリウムがたまっていてカリウムが少ない状態になっています。

このようにナトリウムとカリウムが細胞の内外で偏在できるのは、細胞膜にある「ナトリウム・カリウムポンプ」が細胞内外のミネラルバランスを調節しているからです。

このポンプが正常に働いていれば、細胞内に入ってこようとする不必要なナトリウムは外へ追い出し、細胞外へ出ていこうとするカリウムを内部に引き戻します。しかし、ポンプの機能が低下すると、細胞内にナトリウムがたまってカリウムの少ない状態になってしまいます。

ナトリウムは自分と一緒に水分を引き込む性質があるので、細胞内にナトリウムが増えると水分も多くなって酸素不足になります。その結果、細胞ががん化しやすくなるのです。

ナトリウム・カリウムポンプはミネラルイオンを通常とは逆方向へ輸送する仕組みです。

イオンの濃度差に逆らってミネラルを運ぶので、このシステムを動かすには大きなエネルギーを必要とします。

その主なエネルギー源が、先ほど説明したミトコンドリア系の回路で作られるエネルギーです。ですから、ミトコンドリア系のエネルギー産生システムがうまく回らなくなると、ナトリウム・カリウムポンプが機能しなくなってしまいます。

実はこのナトリウム・カリウムポンプの能力を低下させる最大の原因が「食生活の乱れ」なのです。

具体的には、まず塩分の摂り過ぎによるナトリウムの増加と、野菜・果物の摂取不足によるカリウムの不足が挙げられます。

したがって、がんの予防にはもちろん、がん克服のためにも塩分を控え、野菜ジュースやスムージーなど積極的に活用して野菜・果物などをたくさん摂ることが必要になります。

次に大切なことは、酵素がきちんと働く体内環境を整えることです。ナトリウム・カリウムポンプの正体は実は、ＡＴＰアーゼという酵素です。また、ミトコンドリアが大量の酸素を使ってエネルギーを産生する時にもチトクロームという酸化・還元を司る多種類の酵素が働いています。これらの酵素がうまく働くためには、高めの体温、新鮮な酸素、補酵素（ビタミンとマグネシウムなどの微量なミネラル）が必要です。

したがって、適度な運動や体を冷やさない生活習慣、深い呼吸を心がけるとともに気持ちをできるかぎりリラックスするようにして高い体温を保ち、酸素が体の隅々まで行き渡るように血流をよくすることが大切です。

また、加工品を摂らないようにするとともに、ま（豆）・ご（ごまなどの木の実）・わ（わかめなどの海藻）・や（野菜）・さ（魚）・し（しいたけなどのきのこ）・い（いも）などの食材を満遍なく使って料理し、ビタミンとミネラルを質・量とも十分摂ることが大切です。

現代農法で作られた野菜には、実は昔の野菜の十分の一程度のミネラルしか含まれていません。したがって、野菜は有機野菜を選ぶようにして、それでも足りないところは植物ミネラルやホールフードネクターで補充することも必要になります。

細胞のがん化を防ぐP－53遺伝子

がん克服のためのセルフケアにおいて、もう一つ重要なカギを握っているものがあります。細胞のがん化を防ぐがん抑制遺伝子の代表である「Ｐ―53遺伝子」です。

Ｐ―53遺伝子はがん抑制遺伝子の中でもがん細胞の増殖を抑制するパワーが最も強いことがわかっています。

前述したように、がん細胞は胎児細胞と似ています。ここで一つの疑問が出てきます。「胎児は十月十日で、なぜ細胞の塊としてではなく、人の形で生まれてくることができるのか？」ということです。

この謎を解くことがもう一つの大切なアプローチになります。

実は、胎児細胞では正常に働くものの、がん細胞では働かなくなっているものがあります。それこそがＰ―53遺伝子です。

Ｐ―53遺伝子は、がん細胞と同じようにものすごい勢いで増殖している胎児の細胞をコントロールして、１人の人間としての個体に導くという大切な役割を果たしています。その機能を回復することもがん克服の重要なカギになります。

Ｐ―53遺伝子は、「遺伝子の守護神」と呼ばれています。この遺伝子は、男女が愛し合って、その結晶として精子と卵子が合体（受精）した瞬間にできると言われています。その胎児期での役割は、激しい分裂を繰り返す細胞をコントロールして、正常な臓器の細胞に分化させることです。

具体的には、あらかじめプログラムされた一定の分裂回数に達すると分裂を止めたり、必要のなくなった細胞をアポトーシス（自滅）させたりする機能を持っています。たとえば、人間の体は胎児早期には魚や両生類と同じ形をしていますが、生まれたときには尻尾や指の間の水かきがなくなっています。これはP―53遺伝子が働いて細胞をアポトーシスさせることによって消滅したからです。

このP―53遺伝子の出生後に課せられた役割が「細胞のがん化を防ぐこと」です。がん細胞は決められた分裂回数に達しても死にません。細胞分裂だけを無限に繰り返す細胞（未分化細胞）のままでいます。

P―53遺伝子は、DNAに起きたダメージをチェックして、傷が浅い場合には他のがん抑制遺伝子に指令を出して正常細胞に修復します。しかし、傷が深くて修復が不可能であると判断した場合には、その細胞をアポトーシスに導いて細胞のがん化を防ぐ大切な役割を担っています。

正常な細胞ではこのＰ―53遺伝子のスイッチが入っている状態になっていますが、がん細胞ではスイッチが切れています。実際に、過半数のがん患者さんではＰ―53遺伝子のスイッチが切れていることが明らかになっています。

したがって、切れてしまったＰ―53遺伝子のスイッチを入れ直す、つまりリスタートさせてその働きを高めてやることで、無限に増殖していたがん細胞の暴走を止めることができます。

近年、Ｐ―53遺伝子を使った遺伝子治療でがんが消滅することが、動物実験やヒトを対象にした初期の臨床試験で確認されています。

２００９年、大阪大学の研究グループは、Ｐ―53遺伝子を含む４つの遺伝子をヒトの大腸や肝臓、膵臓などのがん細胞に組み込み、それらの細胞を特殊なマウスに移植する実験を行いました。普通のがん細胞であれば移植後にマウスの体内で増殖して腫瘍ができるはずですが、このマウスでは移植しても腫瘍はできませんでした。細胞を調べたところ、がんの悪性度はほぼゼロになっており、Ｐ―53遺伝子などの働きが活発になっていました。

また、中国で２００１～２００３年にかけて行われた上咽頭がん患者に対する臨床試験では、放射線療法と併用してP―53遺伝子治療薬を8週間投与された患者36名と、放射線治療のみ33名に分けて比べました。その結果、P―53遺伝子治療薬を併用した群では、放射線治療のみの群の約3倍にあたる64%の患者さんでがんが消えていました。

ただし、こうした遺伝子治療に頼らなくても、P―53遺伝子のスイッチを入れて、がん細胞の増殖を防ぐ方法があります。

どうすればP―53遺伝子を活発に働かせることができるのでしょう?

「心のセルフケア」でP－53遺伝子のスイッチを入れる

心の痛み（否定的な感情やストレス）ががんの大きな原因になることはよく知られています。ストレスは、がんの成り立ちの第1段階から第3段階までのすべてにかかわっています。

本来、人間は健康な存在として自分らしく生きる道を自然と歩いていきます。人生の途中でこの道からはずれることがあっても、体に異常や変調のサインが現れ、休養をとったりストレス解消をしたりすることで、また自分らしい生き方に戻っていくことができます。

ところが、頑張り屋で我慢強すぎる人ほどこうしたサインを無視し、心の平安を失い、自然な状態からどんどん遠ざかっていきます。その結果、がんになってしまうことがあるのです。

そして、心が自然な状態にないと、がんを発症させるばかりではなく、がんの悪化にもつながります。その理由は科学的に明らかになっています。

Ｐ—53遺伝子のスイッチが「心」の状態によってオン・オフされることがわかっているのです。

Ｐ—53遺伝子のスイッチの切れる主な原因の一つがストレスです。ストレスがたまりやすい考え方の人は限界を超えるとＰ—53遺伝子がフリーズしてしまい、がんの増殖に拍車がかかります。

事実、がんの患者さんから話を聞くと、ほとんどの人が過去に大きなストレスやトラウマを経験していたり、「不安気質」「執着気質」（第六章参照）といったストレスをためこみやすい性格の持ち主であることが少なくありません。そのため日常、知らず知らずのうちにストレスを感じ、「不安」「恐れ」「絶望感」「不満」「怒り」「自己嫌悪」「落胆」などのマイナスの感情にさいなまれています。

ストレスなどで切れてしまったP―53遺伝子のスイッチを再びオンにするには、がんになった原因がストレスであることに気づき、ストレスから解放される生き方・考え方に変えていくことが必要です。それが「心のセルフケア」です。

具体的には、ストレスから身を守る術を身につけて実践したり、専門家（後述するSAT療法やサイモントン療法など）の協力を得て、自分のトラウマと向き合ったり、生き方や考え方を見直して、あるがままの自分を取り戻すのです。そして、日々よりよい人生を歩むことで、P―53遺伝子が活発に働くようになり、がんの増殖にストップをかけることができます。

このように、P―53遺伝子はいったんフリーズしても再起動させることができます。がんを招いた生き方・考え方を大きく変えて、健全な人生観や死生観をもてるようになるとP―53遺伝子のスイッチは再びオンになります。

そして、もう一つ大切なことがあります。

がんの認知行動療法であるSAT療法を開発した筑波大学宗像恒次名誉教授は、P―53

遺伝子などのがん抑制遺伝子を「愛の遺伝子」と呼んでいます。これらの遺伝子を発現させるのが「愛」だからです。とくに、Ｐ―53遺伝子は家族など重要な他者を愛することで発現する傾向があります。

これまでの研究で、「自分は生きる価値がある」「家族など愛し愛される人がいる」という心の平安を抱くことができれば、がん抑制遺伝子がオンになり、その結果として、がんが自然に消えていく、あるいは小さくなる場合のあることがわかっています。

このように、患者さん自らの健全な考え方や家族など周囲の人との良好な関係が、がん克服の大きな原動力になることが遺伝子の面からも証明されているのです。

セルフケアとは壊れたアクセルとブレーキを修復すること

これまで指摘してきたように、がんにかかってしまった患者さんががんを克服するための最大のポイントは、がん細胞の無限の増殖にストップをかけることです。

無限に増殖するがん細胞というのは、いわば増殖のアクセルが開きっぱなしになっているとともに、ブレーキがきかなくなった状態です。

解糖系によるエネルギー産生システムへのシフトやナトリウムとカリウムのバランスの逆転は、アクセルが切れない状態だということができます。

これに対して、P—53遺伝子などのがん抑制遺伝子のスイッチが切れているのが、ブレーキのきかない状態です。

このように、がん細胞が増殖していくプロセスを、アクセルとブレーキという2つの側面から考えるとわかりやすいのではないかと思います。

以下は私の私見です。

まず、がんは食生活を中心とした生活習慣の乱れから始まります。ナトリウム・カリウムポンプの機能が低下し、さらにエネルギー産生システムが細胞の増殖スピードを抑えているミトコンドリア系から、酸素を使わない効率の悪い呼吸である解糖系にシフトして、がんが発生します。

ここで生活習慣を改めずに元どおりの生活を続けると、アクセルは開きっぱなしの状態なので悪循環に陥り、がん細胞はさらに増殖を続けることになってしまいます。

一方、慢性的なストレスもがんの発症・悪化を助長します。ストレスによりP—53遺伝

細胞増殖のアクセルを狂わす負のスパイラル

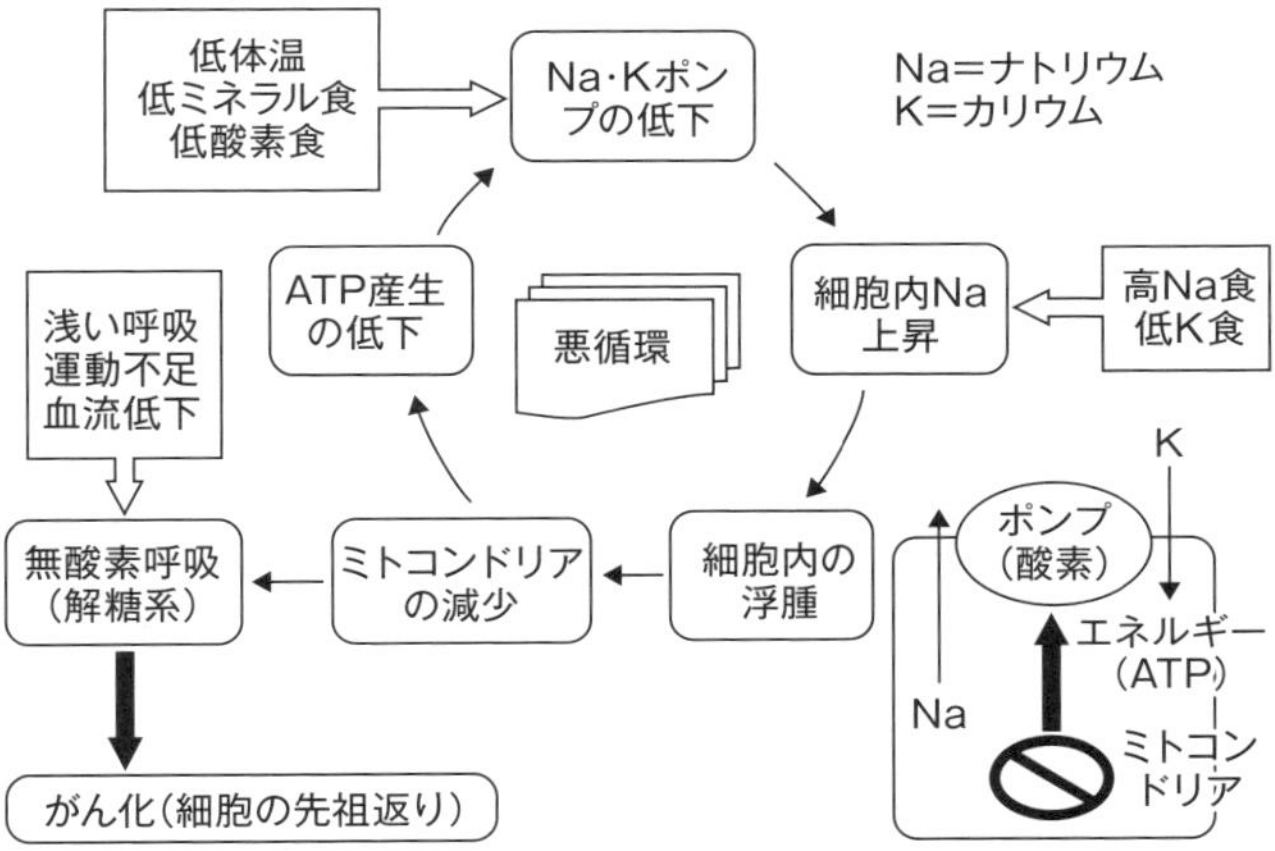

細胞増殖のブレーキを狂わす負のスパイラル

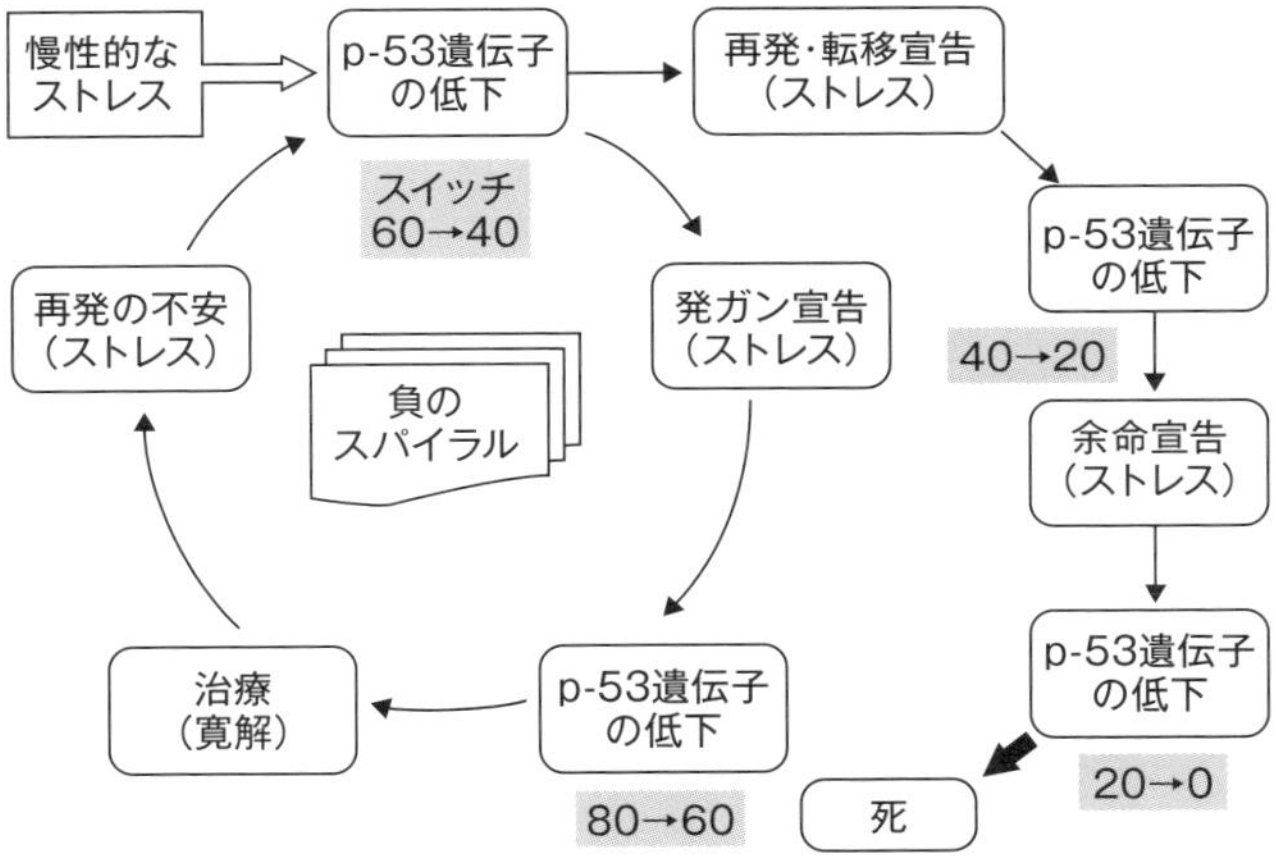

子のスイッチが切れて働かなくなると、がんの宣告や治療への不安などからさらにストレスが続いてやはり悪循環となり負のスパイラルに陥ります。ブレーキが壊れてきかなくなった状態です。

セルフケアの目的とは、このがん細胞増殖のアクセルを切り、ブレーキをかけることに他なりません。

ここで大切なのは、アクセルを切ることとブレーキをかけることの両方を並行して行わないと、結局がんの増殖は止まらないということです。体の中にもともと備わっている自然治癒力を高めて、がん細胞の増殖を抑えるには「体のセルフケア」と「心のセルフケア」が車の両輪のように必要なのです。

がんを克服するために、食事を中心とした生活習慣の改善（アクセルを切ること）と心のケア（ブレーキをかけること）に同時に取り組んでいきましょう。そのためのサポートを続けることが家族にできる最大の役割です。

02

Saving your family from Cancer

家族の心得

第2章 家族の心得

智恵その1 本人とベクトルを揃える――希望・信頼・感謝

自分の大切な家族ががんにかかってしまったとき、誰でも最初は激しく動揺します。本人と同じように、場合によっては本人以上に落ち込んでしまうかもしれません。でも、やがて現実を受容し、少しずつでも前を向いて歩き始めなければなりません。それが大切な人を守るために必要なことだからです。

がんの患者さんはみな心の中に孤独をかかえています。自分の心境は誰にも理解してもらえないというあきらめにも似た気持ちを抱いています。その孤独を癒やすことができるのはいちばん身近にいる家族です。家族は、普段は空気のような存在かもしれません。でも、とてつもない危機や試練を前にしたとき、「家族の力」がいかに大きいかに初めて気づきます。

家族ががんになったとき、まず心がけてほしいことがあります。それは、「本人とベクトルをそろえる」ということです。これは、患者さんと家族がともに前向きな気持ちで、自然治癒力（自己治癒力）を高めながらセルフケアに取り組むという意味です。

私は、がんを克服するために大事なことが３つあると考えています。それは、「希望」「信頼」「感謝」です。患者さんと家族のどちらもがこれら３つのことをしっかりと共有して毎日を過ごすことが最も大切です。

では、一つひとつ説明していきましょう。

【希望】

まず、「希望」についてです。

がんの心理療法の一つに「サイモントン療法」というものがあります。これは、アメリカの心理社会腫瘍学の権威カール・サイモントン博士が開発したがん患者さんと家族のためのヒーリングプログラムです。

私はこの療法に出会って非常に大きな衝撃を受けました。がんの患者さんにとって最も重要なのは「心のあり方」だということを強く感じたからです。

サイモントン博士は、もともと放射線腫瘍医としてがん治療の第一線で活躍していました。ところが、多くの患者さんの治療を重ねる中で彼は不思議な矛盾に気づきます。同じような症状の患者さんでも回復力に大きな差が見られるのです。同じがんの同じステージ、病状の患者さんに同じ治療をしても、健康を取り戻す患者さんと死を迎える患者さんがいる。考察の結果、患者さんの精神・心理状態が病気や治癒のプロセスに大きく影響することを突き止めました。その心のあり方のキーワードが「希望」です。

サイモントン博士は、生きる希望をもっている患者さんのほうがそうでない患者さんよりも生存率が高いこと、絶望感に苛まれて投げやりな気持ちで治療を続ける患者さんよりも希望をもって前向きな姿勢で治療に臨む患者さんのほうが病気の回復が早いことを明らかにしました。がん患者さんの病気に対するとらえ方・考え方を明るく希望的なものに変えることで、その人のもつ免疫力、自然治癒力が高まり、がんを克服できるのです。

次のようなデータがあります。

ロンドン大学のアイゼンク教授ががん患者約１３００名を15年間追跡調査したところ、

患者さんのうち「自律性のない群」（絶望して後ろ向きの気持ちで治療を受けている人）の約46％はがんで死亡していました。一方、「自律性のある群」（希望をもって前向きな気持ちで治療している人）では、15年間にがんで死亡したのはわずか０・６％でした。

また、サイモントン博士の研究によると、不治のがん患者さん（平均余命12か月と診断）１５９名に４年間にわたってサイモントン療法を施した結果、療法受けなかった96名の平均余命は約12か月だったのに対して、療法を受けた63名の平均余命は24・４か月とほぼ２倍でした。

希望をもって毎日を生きることが、がんの予後にいかに大きな影響を与えるかがわかります。そして、これは家族も同様です。ともすれば患者さんも家族も絶望に陥りがちですが、がんを克服するためには、どちらも決して希望を手放さないようにすることが大切です。どちらか一方でも絶望してしまったら、がんを乗り越えることはできません。

［信頼］

希望のもとになるのが「信頼」です。

最も大切なのは自分に対する信頼です。自分の体には生まれつき治る力が備わっています。たとえ現在がどんな状況であっても、その力を最大限に高めてやれば必ず治るという信念をもって、患者さんも家族も日常生活を送るようにしましょう。そうすれば、希望を決して手放すことなく、がんを克服することができます。

ここで重要なのはセルフケアです。日本人は病気になるとどうしても医者に対して「お任せします」という消極的な姿勢になりがちです。でも、他人任せではがんは克服できません。自分を守るのは自分自身であり、家族です。

あくまでも治ることが「主」です。あとはすべてが「従」であると心得てください。病院であろうと医者であろうと薬などの治療法であろうと、すべては主役である自分の治る力を高めるために利用するものだと考えましょう。「治してもらう」のではありません。「自分で治る」のです。そのことを患者さんも家族も肝に銘じておくことが大切です。

【感謝】

希望と信頼をもって一日一日を大切に生きれば、自然に「感謝」の気持ちが芽生えてきます。

私はこれまでに多くのがん患者さんに接してきましたが、実は、がんが縮小したり自然消失していく患者さんに共通のキーワードがあります。

それは「ありがとう」という言葉です。感謝の気持ちをもって生きている人のほうががんを克服するケースが多いのです。

以前から、世界の一部の研究者ががんの「自然退縮」について調べています。がんの自然退縮とは「組織学的に診断の確定したがんが、医学的に有効とされる治療がないにもかかわらず、縮小したり消失したりする現象」と定義されます。がんは、治療法がない場合、確実に大きくなっていくのが普通なので、進行が止まるだけでも自然退縮といえます。

九州大学の故・池見酉次郎医師と中川俊二医師は文献調査により、がんの自然退縮例69例を報告しており、それらの患者さんではがんの自覚を契機とした「実存的転換」（心機一転）が起きていると指摘しています。つまり、自然退縮例は、これまでの生活を心機一転し、満足感を見出して残された人生を前向きに生きていこうと思い定めた人に多いということです。

また、アメリカの研究者キャロル・ハーシュバグも、1372例の自然退縮例の検討を通して、「病気を克服しようとする闘志」「生きる目標」「良い結果を信じるなどの心理的要素」が自然退縮に関連していると推測しています。

実際に、私がこれまでに出会った自然退縮例でも、がんであることを自覚し、不安や恐怖を乗り越えて生きがいを発見し、意欲的に行動しようという気持ちの転換が起きています。そして、そういった方はほぼ例外なく、「感謝」の気持ちをもって日々を過ごし、「ありがとう」という言葉をよく口にするのです。

「ありがたい」は「有難い」から来ています。私たちがこの世に生まれてきたこと自体が奇跡です。人は、自分一人で生まれ生きているように錯覚しがちですが、数えきれないほどの偶然が積み重なり、多くの先人たちの存在があって、私たちは今ここに在ります。生まれてきたこと、こうして生きていること、生かされていることがありがたいのです。こうした自分自身の生や周囲の人に対する感謝の気持ちというものは、がんという死ととなり合わせの病気を経験して初めて気がつくことです。そして、そういった感謝の気持ちをもって毎日をポジティブに生きている患者さんのほうが自然治癒力は高まり、がんを克服できるのです。

がん患者さんは、他人から親切にしてもらうと「ありがとう」ではなく「すみません」と言う人が少なくありません。それは自己肯定力に乏しく、無意識に自分を卑下してしまっているからです。自分ががんになったことがどこか後ろめたく、他人に迷惑をかけていると思ってしまうのです。まずはその意識を取り去ることが必要です。患者本人も家族もまずはお互いに普段から意識して「ありがとう」と感謝の言葉をかけ合うように心がけることが大切なのです。

智恵その２　本人の言うことを一度とにかく肯定する

家族というのは最も親しい身近な存在です。しかし、近すぎるがゆえに複雑な関係もはらんでいて、相手の言うことを素直に聞けなかったり、互いに遠慮がないためについ相手に心ないことを言って傷つけてしまったりする場合がよくあります。

でも、がんの患者さんは常にどうしようもない思いを抱えていて、ときに家族に何かを訴えてきます。そして、家族の対応や言葉にとても敏感になっています。家族に対して、つい無理なリクエストをしたり、自分でコントロールできない感情をぶつけてくることもあるでしょう。

そんなときは決して面倒だと思わず、本人の言うことを一度とにかく受け止めて肯定することが大切です。

人間の心と体はつながっています。ネガティブな感情を和らげてあげることで体の苦痛を軽減することもできます。家族にできることはそう多くはありません。患者さんが家族に何かを訴えてきたときは、体の苦痛やネガティブな感情を軽減してあげられる数少ないチャンスだと考えて、前向きに対応するように心がけましょう。

とは言っても、家族の訴えを聞くのはとても難しいことです。プロのカウンセラーでも自分の家族のカウンセリングをするのは苦手だそうです。

相手が家族だと考えると、「何を勝手なことを言っているんだ」「何を甘えているんだ」という気持ちが出てきてしまい、つい相手の話を途中で遮ったり、否定したり、お説教めいたことを言ってしまいがちです。

患者さんは孤独です。自分のつらさを家族にだけはわかってもらおうと必死で訴えるのに、それを否定されると心を閉ざし、一人で悶々として心身の苦痛がよけいに強くなってしまいます。

患者さんの言うことを素直に聞けないという場合は、自分はカウンセラーで、目の前にいるのは身内ではなく第三者の相手（クライアント）だとイメージして、できるだけ客観的な態度で接するように努める、または演じてみてはいかがでしょう。

では、具体的にどのように相手の訴えを聞けばよいのでしょう？

カウンセリングでいちばん大切なスキル（技術）は「傾聴」です。傾聴とは、人の話をただ聞くのではなく、注意を払って、より深く、丁寧に耳を傾けることです。自分の訊きたいことを訊くのではなく、相手が話したいこと、伝えたいことを受容し、共感的な態度で真摯《しんし》に聴くようにするのです。

環境も大事です。まず、２人だけで静かに話せる場所で聴くことです。家族会議のように聞き役が複数いると気が散るし、誰かが途中で遮る可能性が高くなるので、基本的には二人で話すようにしましょう。

相手の話を聴く際には、「ちゃんと聞いているよ」というサインを途中で入れて安心させてあげるようにします。「なるほど」「そうなんだ」「うんうん」などの相槌を打ったり、「そうか、それで？」と次を促したり、話が長くなったら「そうか、あなたは……なんだね」と相手の言いたいことを整理して繰り返してあげることも効果的です。

ときには相手の言うことに異論のある場合もあるでしょう。でも、そんなときもとにかく最後まで話を聞いた後で反対意見を言います。ただし、「でも、それは違うんじゃないかな」など否定で終わる言葉を使ってはいけません。「そうか、なるほど。うーん、でもたとえば、こういうふうにも考えられるんじゃないかな」と肯定的な表現で別の考え方を伝えるようにするのです。

これは、心理学でいう「イエス・バット話法」です。交渉事や営業トークなどでもよく使われる話術なので聞いたことがあるかもしれません。

相手の要求を最初から否定するのではなく、一度相手の言い分を肯定で受け止めてから、反対意見を言うほうが結果として受け入れやすいという経験則があります。そうすることによって、相手への理解が深まると同時に、相手も話すことで自らの考えが整理できて理解が深まり、お互いに納得のいく判断や結論に到達できます。

このプロセスを繰り返すことにより、患者さんは、家族の助けを借りて自分で自分のネガティブな感情や苦痛をコントロールできるという「自分への信頼」を育てていくことができます。また、お互いの信頼関係（専門用語で「ラポール」といいます）も深まっていきます。

この「自分への信頼」と「ラポール」は、自然治癒力を高めるためにとても大切な2つの要素である「心の平安」や「前向きな心」を強化してくれます。

相手の話を聴くときは、小道具なども利用してパターン化しておくとさらに効果的です。一例を挙げましょう。

①相手が何かを訴えてくる

②「じゃあ、リビングで待っていてね」と言って、決められた部屋で待っていてもらう

③ハーブティー（鎮静・鎮痛効果があるパッションフラワー、ラベンダー、カモミールな

どが最適）を入れて部屋に入り、飲みながらリラックスした雰囲気で話を聞いてあげる

④話を聞いて相手が落ち着いたら、「またいつでも話を聞くから言ってね」と安心させてあげる

⑤さらに、「タッピングタッチ」（後述）や「喜びリスト」（後述）を２人でやったり、お気に入りの「ヒーリングミュージック」を２人で聞いたり、アロマを焚いたりして十分に心のケアをする（もちろん、一人になりたい時は一人にしてあげる）

このように、いわば五感で癒やすことで、患者さんは心を落ち着かせることができるでしょう。

智恵その３ 患者とともに成長をめざす

家族ががんになったことをあなたは「不幸」ととらえていませんか？

そうだとしたら、まず患者のサポーターであるあなたから「病気」に対するとらえ方を１８０度変えることが大切です。

インドのアユルヴェーダ医療では「病気は恵みである」とはっきり定義しています。病気になる前には見えなかった人生の本質や自分の本性に気づかせてくれるからです。生命を脅かす病気になることで、本当に大切なものがわかり、人生の優先順位が変わることもあるでしょう。

病気になると人は「どうして私だけが」「どうして私の家族だけが」とネガティブに考えがちです。しかし、病気になったことは不幸ではありません。病気や災害は人生における「試練」です。試練は人を「不幸」にするためにあるのではありません。試練は人が「幸福」になるためにあるのです。

どんな物事でもあなたのとらえ方ひとつで「行動」が変わり、「結果」が変わることを知ってほしいのです。昔から「災い転じて福となる」とも「ピンチはチャンス」ともいいます。試練を乗り越えてこそ人は幸せになれるのです。

私は22歳の息子と一緒に百名山登山に挑戦しています。２０００～３０００メートル級の高い山でも、場所によってはロープーウェイやケーブルカーで頂上直下まで行けるところもあります。しかし、そのような乗り物を使ってからわずか数十メートルだけ歩いて頂上に登った時と、麓の登山口から数千メートルを自分の足で苦労して登った時とでは、頂上から見える景色は全く違います。感動や達成感も全く違います。

人が充実した人生を全うできたかどうかは、死ぬ時に「ああ、いい一生だったな」と自分で思えるかどうかだと思います。がんを克服して健康に戻っても、たとえ健康に戻れなかったとしても、病気という試練を糧として生きた体験は決して無駄ではありません。病気を体験しなければ得られなかったたくさんの財産（大切な人との出会い、家族の絆、生かされていることへの感謝の気持ちなど）を育むことができたら、毎日をただ平穏に大過なく暮らした人よりも、「ああ、いい一生だったな」と思って人生を全うできるのではないでしょうか。

「試練」はまた「学び」のチャンスでもあります。試練の「練」の字の意味は、「手を加えて質をよくする」「心身や技を鍛える」ことです。人は試練によって心や魂を磨く機会を与えられ、より成長できるかどうかを試されているのです。試練に遭遇した時に自分を磨く機会ととらえて行動すると、不思議なことにさまざまな「気づき」や「ご縁」「助け」を得て、人間として成長することができます。

病気は患者さんにとってもちろん試練ですが、家族にとってもまた試練です。家族ががんになったという試練を、あなたは「不幸」ととらえて後ろ向きの時間を過ごしますか？それとも「幸福」に結びつけるため前向きに行動しますか？　あなたの考え方ひとつで、患者さんの人生の意味は大きく変わってくるということを忘れないでください。

私事になりますが、もともと製薬会社のサラリーマンだった私がこうしてＮＰＯ法人やがん患者会を立ち上げて患者さんや体験者をサポートさせていただいたり、本を執筆して多くの方に読んでいただくようになったのも、がん患者（母）の家族として36年間を過ごした経験をチャンスに変えて行動したからです。

ここで、患者さんと家族が成長できる格好の場を紹介します。

ＮＰＯ法人日本サイモントン協会が主催する「サイモントン療法６Ｄａｙｓプログラム」です。５泊６日の合宿で、がん患者さんと家族が参加するプログラムです。合宿中に患者さんとあなたはさまざまな話やワークを体験し、多くの学びを得ることができるでしょう。

智恵その4　覚悟を決めて執着を断つ

がんのように生命を脅かす病気になると、人は誰でも「まだ死にたくない」と思い、以前よりも生への執着が強くなります。でも、死から逃避しようとすると、がんに対して考え方が内向きになっていきます。その結果、P―53遺伝子のスイッチが切れてしまい、自然治癒力が働かなくなり、かえってがんが悪くなってしまうことになりかねません。

では、どうすればよいのでしょう?

一度リセットボタンを押して、「死にたくない」という執着をいったん横に置くのです。そして、「自分は今この時点で死んだ。この先は神様がプレゼントしてくれた貴重な時間なんだ」と考え、一日一日を大切にして前向きに生きていくように心がけるのです。やがて、自分の人生や他者などに対して感謝の心が芽生えてきます。すると、不思議なことに、がん細胞の増殖スピードが遅くなるのです。

これは患者さん本人だけでなく、家族にとっても同じことです。

家族のあなたが、患者さんの生に必要以上に執着し、「生きていてくれないと困る」という気持ちが強すぎると、患者さんの心に負担をかけます。家族の執着が強いと、ことあるごとに患者さん以上に焦ったり、うろたえたりします。それを見た患者さんはよけいに不安をつのらせたり、場合によっては罪悪感に苛まれることさえあります。

そういった患者さんの心の負担を軽くするために、あなたは優れたカウンセラーになる必要があります。よいカウンセラーは、患者さんの境遇に強く共感することにより、患者さんの心の負担を軽くし、信頼関係（ラポール）を築きます。その際、決して一緒になってあわてたり、うろたえたりすることはありません。自分自身の芯の部分をぶらさずに、患者さんの不安な気持ちやつらい気持ちをしっかりと受け止めることができます。家族もそういう存在でありたいものです。

もちろん、口で言うほど簡単なことではありませんが、「備えあれば憂いなし」というように日頃からあらかじめ最悪の事態を想定して心の準備をしておきましょう。そうすることで、患者さんがどんな状況におちいろうとも、あわてたり、うろたえたりすることもなく、冷静な判断をすることができます。そういうあなたのたたずまいが患者さんに安心感を与え、心の平安をもたらすことになります。

また、最悪を想定しておくことは、患者さんのストレスだけではなく、あなた自身のストレスを減らすことにもつながります。たとえ患者さんが回復せず、途中で余命が尽きたとしても、最善を尽くしたと思え、あなた自身の心が救われるでしょう。


では、どのようにすれば覚悟を決めて執着を断つことができるのでしょうか？

それは、家族であるあなた自身が健全な死生観を育むことです。

がんが恐れられるのは、死をイメージする不健全な考え方があるからです。死への恐怖感から逃避しようとするから、がんという病気を恐れるのです。

これに対して健全な死生観というのは、私たちにいずれ平等に訪れる死を受容することです。それは生きることを放棄して死に向かうことではありません。大切なのは、死を受容しながら、健康になる希望をもって生きる姿勢です。死からの逃避に使っていたエネルギーを、生きるエネルギーに転換するのです。希望をもって寿命まで生きようと思うことが人生の質を高め、生と死を豊かなものにします。

生への執着を断つための最も簡単な方法は、家族であるあなた自身が「一日一生」の生き方を実践することです。

この「一日一生」という考え方は『般若心経』をはじめ多くの先人たちが述べていますが、「一日を一生だと思って生きる」ということです。

過去や未来ではなく、ただ現在を充実させることが大切であり、真の幸せの世界は別のところにあるのではなく、「ここ」にしかないのです。生きたのは昨日です。明日も生きるかもしれません。でも、真に「生きている」のは今日だけです。

人には永遠の時間が与えられているわけではありません。一日一日を永遠に匹敵するくらい充実して送ることが、人生を悔いなく生きることにつながります。今日が終われば明日が来ます。でも、明日は今日の延長ではありません。明日はまた新しいまっさらな人生なのです。

朝起きた時に、患者さんの寿命は今日一日だけと思い定めて、患者さんとの時間を大切に過ごすことです。だまされたと思って、ぜひ実践してみてください。あなたと患者さんの関係や心の在り方、日常がきっと大きく変わります。

智恵その5 患者が元気な時にルールを決めておく

いかに身近な家族とはいえ、がん患者さんの気持ちが以心伝心で100パーセント理解できるわけではありません。

患者さんは家にいても常に孤独であり、家族と分かち合いたくても分かち合えない気持ちがあります。とくに、症状がつらい時や精神的に落ち込んだ時にはむしろ家族にもあまり関わってほしくないものです。1人にしておいてほしい時もあるし、場合によっては親身になって話を聞いてもらったり慰めてほしい時もあります。そのことが家族に伝わらないと、患者さんにとって大きなストレスになります。

患者さんの心理を理解できずに、家族が患者さんの思いとは逆のことをしてしまうと、患者さんの心と体の苦痛をよけいに増幅してしまうことにもなりかねません。このように、あなたと患者さんの間の気持ちのミスマッチはお互いの関係に悪影響を及ぼし、ネガティブな感情やストレスを生み出すもとになります。

そこで、患者さんの容態が比較的よく元気な時に、患者さんと家族の間であらかじめさまざまなルールを決めておくとよいでしょう。

まず、患者さんが家族に「してほしいこと」「してほしくないこと」をピックアップします。そして、お互いよく話し合った上で、「してほしいこと」は「いつ」「どのように」してほしいのか、また「してほしくないこと」は「どんなときに」「どんなことを」してほしくないのかを明確にして書いておきます。

ただし、たとえ基本的には「してほしいこと」であっても、時と場合によってはそれが「してほしくない」ことに変わるもあります。そこで、たとえばホワイトボードを用意して、患者さんに「いま現在どうしてほしいのか」を書いてもらうようにします。あるいは、厚紙で作った札を何枚か用意し、「今はそっとしておいてください」とか「ときどき気遣いの声をかけてください」などのリクエストを書いておいて、調子の悪い時は部屋のドアにかけておくなどの工夫をするとよいでしょう。ホテルの部屋のドアノブに掛ける「ドントディスターブカード」のイメージです。

こうしたちょっとした気遣いで、その時点での患者さんの気持ちが家族に正しく伝わり、無駄なすれ違いや諍いもなくなり、結果的に患者さんの心の負担を軽くできるのです。

智恵その6 ポジティブな情報だけに接するようにする

がんは「不治の病」というイメージが強いため、患者さんはどうしてもネガティブな感情にとらわれてしまいます。しかし、ネガティブな感情ほど免疫力にも遺伝子防衛力にもマイナスに働くものはありません。

ところが、世の中にはそのネガティブな情報が氾濫していて、自ら求めなくてもそういう情報は勝手に飛び込んできます。ですから、家族は意識してそのような情報をシャットアウトし、患者さんから遠ざける配慮をすることが必要です。

医者にしても、成功体験（患者さんの腫瘍が消失して、再発・転移なく3年が経過すること）が少ないため、がんに対してネガティブな意識をもっている人が多く、それが自然と患者さんに伝わってしまう危惧があります。主治医がマイナス思考の強い場合は、なるべく患者さんが会う頻度を少なくしたり、患者さんが受診した日は家族が精神面を十分ケアしてあげることが必要です。

逆に、「がんが治った」という体験談などのポジティブな情報は患者さんに希望と勇気を与えます。しかし、こうした情報は努力して見つけようとしないとなかなか見つからないものです。

以下、インターネットでアクセスできる体験談が掲載されているサイトを紹介します。参考にしてください。

ガンの患者学研究所〈http://www.naotta.net/〉

がん克服・ｃｏｍ（ＮＰＯ法人がん克服サポート研究会）〈http://www.gankokuhuku.com/〉

特定非営利活動法人がんサポートコミュニティー（体験者の声）〈http://www.csc-japan.org/〉

がんの辞典〈http://www.gan-jiten.com/〉

国立がん研究センターがん対策情報センター情報サービス〈http://ganjoho.jp/〉

ＮＰＯ法人日本統合医療推奨協会〈http://www.npo-tougouiryou.jp/〉

がんが治った体験談が掲載されている本も探して、ぜひ患者さんに読んでもらってほしいと思います。

『がんが自然に治る生き方』（プレジデント社）ケリー・ターナー

『幸せはがんがくれた―心が治した12人の記録』（創元社）川竹文夫

『がん勝利者25人の証言―自然・栄養療法でガンを治した』（中央アート出版社）今村光一

『前立腺がんを生きる：体験者48人が語る』（海鳴社）健康と病の語りディペックスジャパン

『がん「五人の名医（光、空気、水、土、食物）」に生かされて―余命半年から30年、末期の「絨毛がん」から生還』（コスモトゥーワン）長友明美

智恵その7　気遣い、心遣い、思いやりで「3つの愛」を実現する

がんの患者さんに「あなたは自分のことが好きですか?」と聞くと、「好きではない」「自分のことが嫌い」と答える人が意外と多いようです。

そういう人に家族歴を聞くと、自分を否定する遠因が子どもの頃にあるというケースが少なくありません。たとえば、小さい時に両親の仲が悪かったり、親（とくに母親）が自営業で十分にかまってもらえなかったという人。あるいは、長男長女で、「お兄ちゃんなんだから我慢しなさい」などの差別（たぶん親としては平等に扱っていたつもりでも本人にしてみれば）を受けたという気持ちを無意識（潜在意識）に植え付けられたと思われる経験をした人が多く見受けられます。

このようないわゆる自己肯定感が乏しい人の特徴は、生まれる前（子宮にいた時）に母親が不安などのネガティブな感情を抱えていたという体験や、物心がつく前に母親との肉体的な接触（スキンシップ）が不足していた経験が、潜在意識に蓄えられ、それがダウンロードされて形成されたものと考えられています。

「胎児が外界の音や様子を認識できるのか？」「子宮の中にいた時のことを覚えているのか？」といった疑問をもたれる方もいるかと思います。でも、赤ちゃんは子宮の中にいる時に、外界の音を聞いて学習しているということは多くの研究者が報告しています。

たとえば、『思考のすごい力』（ブルース・リプトン著、ＰＨＰ研究所）という本の「親は子どもの遺伝子が最高の可能性を発揮できる環境を整えよう」という章で、イタリアの国立出生前期教育協会のビデオを紹介する次のような記述があります。

たとえば、母親の腹部を超音波で観察しながら、母親と父親が大声で言い争いをはじめるというシーンがある。口論がはじまったとたん、胎児が跳び上がるのがはっきりわかる。驚いた胎児は身体を弓なりに曲げてジャンプ。ガラスが壊れて口論が中断したときなど、まるでトランポリンの上ではねているかのようだった。

超音波検査機という近代技術の力によって、胎児は未発達なため、栄養環境以外のものに対して反応できない、という通念が葬り去られたのだ。

「SAT療法」というがんの認知行動療法（自分のネガティブな感情的ストレスを知り、それを減らすことで免疫力や遺伝子防衛力の向上を図る心理療法）を開発した筑波大学宗像恒次名誉教授は、愛には「自分を愛する」「他人を愛する」「他人から愛される」という3つの形があり、その3つが実現されて初めて、P—53遺伝子を代表とするがん抑制遺伝子のスイッチが入ると指摘しています。

第1章でも説明しましたが、Ｐ―53遺伝子は、私たちの細胞の遺伝子の損傷から身を守るおおもとの遺伝子で、「遺伝子の守護神」と呼ばれます。がん細胞が死なない、つまり「がん細胞増殖のブレーキがかからない」状態は、Ｐ―53遺伝子のフリーズが原因であると考えられます。

このＰ―53遺伝子は別名「愛の遺伝子」とも呼ばれます。愛の結晶である受精卵が誕生した時、すなわち卵子と精子が合体した時に最初に作られる遺伝子で、受精卵がものすごい勢いで分裂を繰り返す時に、その分裂をコントロールして一人の赤ちゃんを作る役割を担っています。また、Ｐ―53遺伝子には生まれた後に紫外線や放射線、活性酸素などによる遺伝子の損傷から身を守ったり、細胞のがん化を予防するという大切な役目もあります。

がんを克服するためにはこのＰ―53遺伝子が活発に働かなければなりませんが、そのスイッチを入れるのがまさに「愛」なのです。

がん患者であるあなたの家族が自己肯定感に乏しいのであれば、「自分を愛せない」→「他人（家族）を愛せない」→「他人（家族）から愛されない」という負のスパイラルに陥っているのだと思います。これをなんとかして、「他人（家族）から愛される」→「他人（家族）を愛する」→「自分を愛する」という正のスパイラルに変えてあげなければなりません。その努力をすることが、あなたの大切な家族である患者さんをがんから救い、よりよい人生に導くために大切なことなのです。

そして、そのために必要なのが患者さんを「気遣うこと」「心遣うこと」「思いやること」です。

あなたは、これらの目的をどう考えていますか？　おそらく、「家族なのだから当然の役割だ」と考えているのではないでしょうか。でも、それは消極的で受動的な目的です。この動機では長く続く闘病生活を支え続けることは困難です。これをもっと積極的で能動的な目的、すなわち「患者に愛を取り戻して、患者の健康とよりよい人生を取り戻すため」という強い動機に変えることが必要です。そして、その役割を果たせるのは家族しかいないのです。

智恵その8　無関心・過干渉を避け、寄り添うように接する

私が主宰している「ラポールの会（がん体験者とその家族の会）」でときどき耳にする

p-53遺伝子のスイッチを入れる方法

STEP1

負のスパイラル（現状）

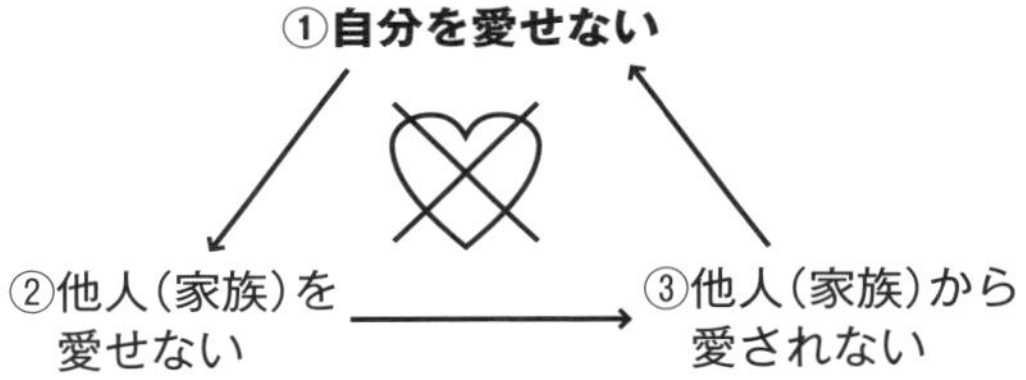

STEP2

正のスパイラル（改善）

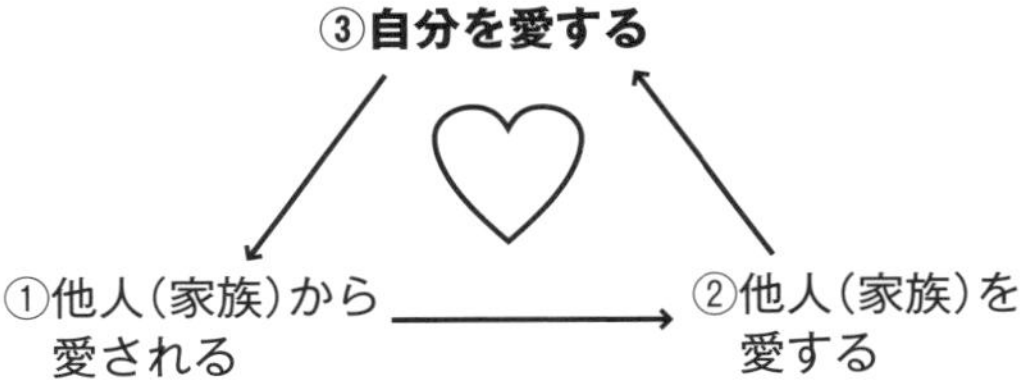

正のスパイラルへの過程 気遣い・心配り・思いやり

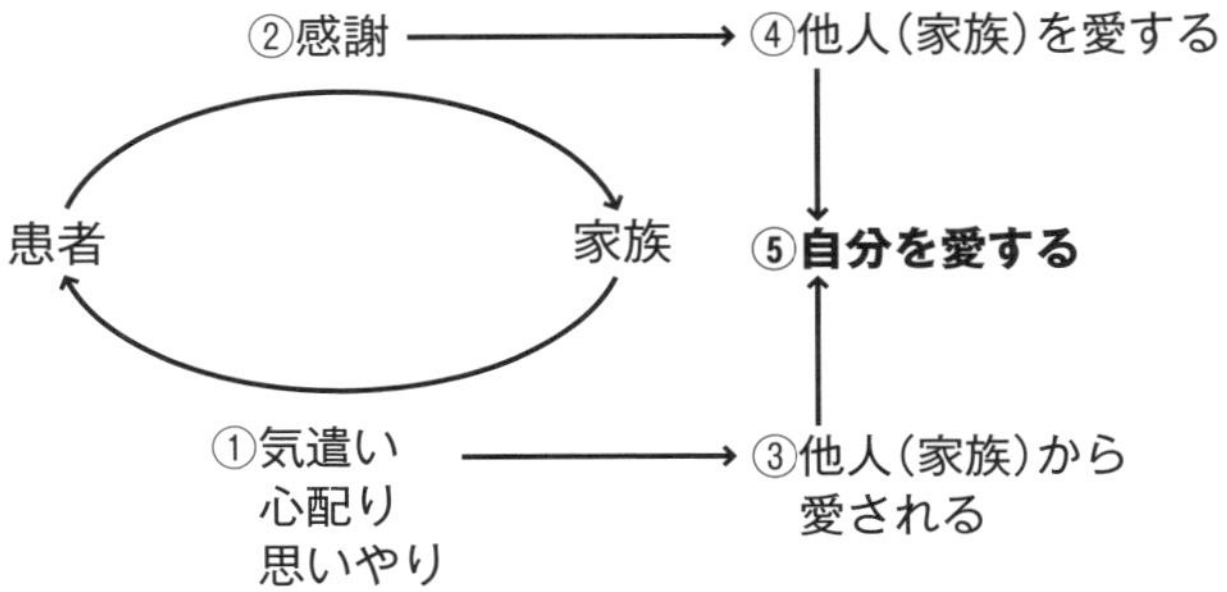

のは、家族の無関心と過干渉に患者さんが悩んでいるという声です。

「旦那は仕事が忙しいからと診察の日も病院に行ってくれないし、帰ってきても何も聞いてくれない」「私のしたいようにさせてくれているが、それに対して何も言ってくれない」「病気になる前もなった後も家事を手伝ってくれない。まだ子どもに手がかかるのに、体調の悪い時も見て見ぬふりをしている」などです。

前述したように、「自己肯定感」が低い患者さんに対して「無視・無関心」といった態度をとると、相手は「私はこの世に必要のない存在である」という疎外感・無力感をますます強めます。そして、「自分は他人（家族）から愛されていない」→「自分を愛せない」→「他人（家族）を愛せない」という負のスパイラルが増幅され、「P—53遺伝子のスイッチオフ」→「がん細胞のブレーキがきかない」→「がん細胞の増殖促進」→「腫瘍の増大や再発・転移」という結果につながってしまいます。

大切なのは、まずはあなたが真正面から家族の病気と向き合う覚悟を決めることです。そして、体調の悪い時も安定している時も常日頃から相手の顔と目を真正面から見て（物理的に無理な時は電話かメールでも）、「変わりない？」「大丈夫？」と声をかけ、「あなたのことをいつも気にかけているよ」「あなたのことをいつも大事に思っているよ」というメッセージを送り続けるのです。

ただし、ここで大事なのは患者さんとの「距離感」です。患者さんとの距離が近すぎると、相手にとって負担になることもあります。

無関心とは逆に、患者さんに対して過干渉になってしまう家族も少なくありません。患者さんの声としてよく聞くのは、「家族がいろいろな情報を聞いてきては、ああしなさい、こうしなさいと押し付けてくる」「私がいいと思ってやっていることに対して、『そんなことをやっても意味がないからやめなさい』と否定されてしまう」「サロンには息抜きのために一人で行きたいのに、心配だからとついてきてしまう」などです。

過干渉の一つの原因は、前述したように、家族のあなたが患者さんの生に必要以上に執着することです。つまり、生きていてくれなければ困るという気持ちが強いと過干渉になりがちです。

過干渉は一見、患者さんのことを思う気持ちが強すぎるためと思われるかもしれません。

しかし実際は、相手のことを考えてというよりも、自分の欲求を満たすためにあれこれと口を出すケースが多いのです。

患者さんに対して「～すべき」とか「～ねばならない」という押し付けをすると、自分の健康は自分で取り戻すという大切な自律心が育ちません。しかも、患者さんによけいなストレスがかかり、健康回復に逆効果になることを肝に銘じましょう。

患者さんに相対する時は「北風と太陽」の寓話を思い出してください。過干渉は、北風と同じで患者さんの気持ちをかたくなにしてしまいます。太陽のような温かさで接するようにしましょう。

ほかに患者さんに相対する際に意識すべきポイントとしては、「本人のための言動になっているか？　もしかして自分のための言動ではないか？」「客観的なことを伝えているか？　もしかして自分の主観を押しつけているのではないか？」と常に自問自答することが大切です。

03

Saving your family from Cancer

病院選び、医者との付き合い方

第3章 病院選び、医者との付き合い方

智恵その9 病院と医者についてよく知っておこう

がん患者さんにとって、病院を選び、医者と付き合うことは命のかかった一大事です。患者さんの命を守るためには、病院まかせ、医者まかせにするのではなく、あらゆることを主体的に選択・実践しなければなりません。その際のキーワードは「自己選択」「自己決定」「自己責任」です。

自分の責任で選び、決定するには、次のことに留意して周到に準備をしていく必要があります。

まずは、相手を事前によく知ることです。

中国春秋時代に孫武によって書かれた世界的に有名な兵法書である『孫子』に、〈彼を知り己を知れば百戦してあやうからず〉という有名な一文があります。これは、「相手（敵）

と味方の情勢を知って、その優劣・長所短所を把握しておけば戦いに敗れることはない」という意味です。

では、まず「病院」について知っておきましょう。

病院には大学付属病院などの大きな病院とクリニックなどの小さな病院がありますが、がんが見つかってみなさんが訪れようとするのは大病院であることが多いので、大病院の事情をお話しします。

大病院は最先端の医療を提供する使命がありますので、高価な医療機器を次々と導入しなければなりません。医療技術は日進月歩で進みますので非常にたくさんのお金がかかります。その財源を確保するためには、できるだけ多くの患者さんを診察し、できるだけたくさんの治療や検査をして診療報酬を稼がなければなりません。患者さんをたくさん集めるには、他の病院と差別化を図る必要があるため、さらに最新の医療機器を導入するという悪循環におちいります。

これが今問題になっているいわゆる「３分間診療」や「薬漬け、検査漬け」の医療の原因です。ただし、すべて病院に非があるわけではなく、その根本には「どんな病気でも病院に行けば治してもらえる」という患者自身の病院依存の意識もあることを心しておかなくてはなりません。ちなみに、日本人の通院者率（病気や怪我で病院に通院している人の割合）は１０００人あたり３７０人です（厚生労働省・平成22年国民生活基礎調査より）。

また、そのような厳しい経営環境の中で医療訴訟が起こると、経営を揺るがしかねない莫大な経済的損失を被ることになるため、病院側は訴訟対策に細心の注意を払っていることも理解しておいてください。たとえば、医者が言った余命宣告より短い期間で患者さんが死亡すると家族に訴えられる可能性があるので、実際の予想よりも短めに余命宣告をするといったことがあります。

次に、「医者」について知っておくべきことをお話ししましょう。

医者の多くは、医学部受験という受験戦争の勝者によく見られる特徴があるということを知っておいてください。どういうことかというと、記憶力が抜群によく勉強はよくできる反面、人付き合いが苦手で、コミュニケーション能力に劣る人が多く、小児の発達障害の一つであるアスペルガー症候群的な人間が多いのです。ただし誤解のないように言いますが、全員がそうだと決めつけているわけではありませんし、日野原重明先生や帯津良一先生のような人格者がいることも事実です。

また、医者、とくに大病院の医者ほど忙しい職業がないということも知っておくべきです。大学病院所属の医者であれば、患者さんが大勢押しかけるため、外来で一人ひとりに十分な時間を割いて診療することができません。さらに、当直も含めた入院患者の診療や治療、学会発表や論文投稿のための研究、医学生や医局の後輩などへの教育、医局運営の雑務など、１日24時間ではとても足りない忙しさの中で外来診察をしていることも頭の片隅で理解しておいてほしいと思います。

それから、医者は治療法を自分で勝手に選べないということをご存知ですか？

日本の医学には、病気ごとに診療ガイドラインというものがあります。ガイドラインに記されているのは病気ごとの標準的な治療法です。各学会が、その時点でのあらゆる医学的な知見をもとに考え得る最も効率的で効果のある治療法を決めます。個々の医師は、患者さんのさまざまな検査結果などに基づいて病気の診断をします。つまり、病名をつけます。その診断名に該当する治療法をガイドラインに基づいて選んで治療をすることになります。

そのメリットは、日本中どの病院にかかっても質の高い均質な医療を受けられることです。一方、デメリットは医者の裁量、つまり治療の自由度が低いということです。たとえば、ある医者が、自分の担当している患者さんに効果があるかもしれない治療法が外国で行われ、成功したという論文を見つけても、その治療法が日本のガイドラインに載っていなければ基本的に使えないということになります。実際に、この矛盾に疑問を抱き、葛藤の末、独立して自由診療（診療費はすべて自費）のクリニックを開設する医者もいます。

がんの場合、いちばんの問題はガイドラインで推奨される治療が個々の患者さんにとって必ずしも最善の治療だとは限らないということです。

セカンドオピニオン（診断や治療方針について主治医以外の医者の意見を聞くこと）については後述しますが、別の治療法を探して他の医者の話を聞きにいっても、結局は最初の主治医が提示したのと同じ治療法を勧められるということが多々あります。その理由もこのガイドラインがあるためで、ほとんどの医者はガイドラインに準拠した標準治療から逸脱した治療は勧めにくいという現実があることも覚えておきましょう。

いずれにしても、治療方針の決定に際しては、患者さんや家族と医者がよく話し合い、十分に納得した上で治療法などを選択することが基本です。

智恵その10　「最悪」を想定して危機管理を徹底しよう

「備えあれば憂いなし」ということわざがありますが、これは病院や医者との付き合い方にも通じる言葉だと思います。

医者は医学の専門家という立場ですが、われわれ患者と家族は素人です。素人であるがゆえに主張したい時に主張できなかったり、相手に言われるがままに納得のいかない治療を受けたり、理不尽な言葉にいきどおりを感じたり傷ついたりするのです。

基本的に患者は医者を選べません。そこで少なくとも、患者を守る立場にいる家族としては、常に「最悪」を想定して準備をしておくことが大切です。もちろんこれは心の準備も含めてのことです。

これからお話しすることは、「そこまでしたら相手とぎすぎすした関係になるのでは？」

と少しばかり違和感を感じるかもしれません。でも、これは大切な家族である患者さんを守るための危機管理ですし、冷静かつ客観的に心の余裕をもって対応するためには必要なことなのです。そのつもりでご一読の上、実践してみてください。

智恵その11 病院のホームページを見て比べる

病院を選ぶ時はまず、その病院のホームページに掲載されている「理念」「基本方針」「患者の権利」「病院長挨拶」を見比べて、しっかり書かれている病院を選ぶようにしましょう。ホームページという公の情報媒体に書かれたことは病院と患者さんとの社会的な「約束」です。もし、ここに書かれたことに反した行為が行われた時は、ホームページを根拠にして抗議することも患者の正当な権利です。ホームページの内容はわれわれ弱者にとっての「水戸黄門の印ろう」のようなものだと認識し、活用してください。

一例を挙げます。ある病院のホームページに次のような記載があったとします。とくに注目するところは「患者の権利」について触れている箇所です。いろいろな病院のホームページをチェックしてみましょう。最近はどこの病院でも患者の権利についてさまざまに言及しています。

①「病院の理念」に「全人的医療の提供」「患者の権利の尊重」をうたっている
②「基本方針」に「患者の権利の尊重」をうたっている
③「患者の権利」に以下の項目が明記されていれば、それぞれ次のようなメリットがある。

●個人の人格の尊重
医師に無神経な言葉を浴びせられた時に担当医を替えてもらえる
●十分な説明と情報提供を受ける権利
医者に何度も聞き返せる。ＩＣレコーダー使用の許可を取ることができる
●自らの意思で医療行為を選択、拒否する権利
副作用の弱い抗がん剤を使うようお願いできる。３大療法での治療を拒否して、緩和ケアに移ることを認めてもらうことができる

●セカンドオピニオンを受ける権利

セカンドオピニオン用の書類を書いてもらいやすくなる。

④さらに、「患者の皆さまへのお願い」に「医療行為について自ら理解し、納得した上で医師などの指示に従って受ける」ことが明記されている。

これは「患者へのお願い」ですから、われわれ患者はこれを実行する義務があるわけです。医療行為に納得できない時は、「私の義務を果たさせてください」と納得するまで何度も説明を求めることができます。

⑤「病院長挨拶」でも「患者の権利の尊重」に触れている。

ここでは、もし担当医に理不尽な扱いを受けたら、病院長に直接抗議する権利があることを明言しているわけです。

このようにホームページを最大限に利用すれば、不利益を被らずに病院や医者とうまく付き合うことができます。

病院ホームページの応用例

HPに掲載した患者との約束	応用例
「全人的医療の提供」または「個人の人格の尊重」	・医師に無神経な言葉を浴びせられた時、謝罪を求めたり、担当医を替えてもらえるように交渉する。
「十分な説明と情報提供を受ける権利」または「医療行為について自ら理解し、納得した上で医師などの指示に従って受ける」	・医師の説明がわかりにくければ納得のいくまで何度も聞き返す。 ・ICレコーダー使用の許可を取る。
「自らの意思で医療行為を選択する、拒否する権利」	・自分の納得できる治療法（副作用のより弱い抗がん剤など）に替えてもらうよう依頼する。 ・3大療法での治療を拒否する（その後のケアのため緩和ケアのある施設を紹介してもらう）。
「セカンドオピニオンを受ける権利」	・現在受けている治療や、提示された治療に納得いかない時、セカンドオピニオンのため先方の病院に提示する書類（診療情報提供書）を書いてもらう。

智恵その12 初対面が大切――一目置かれる存在になる

医者とフィフティ・フィフティの良好な関係を築くためには最初の面談が肝心です。初対面の時の対応として、ひとつの理想的な例を挙げましょう。

ＩＣレコーダーとホームページの「理念」「基本方針」「患者の権利」「病院長挨拶」が掲載されているページを2部プリントアウトして持参します。

そして、医者に対して最初に「がんは患者の命がかかっている病気です。ですから、患者とわたくし家族は『患者の権利』に書いてあるとおりに先生の説明を十分に理解し、納得した上で治療を受けたいと思っています。しかし、先生にも診察時間の制限があるでしょうし、私どもは素人ですから家に帰ってから説明の内容をきちんと調べて十分に理解して治療を選択したいので、どうかＩＣレコーダーの使用をお許しいただけませんか？」と申し出るのです。

仮にＩＣレコーダーの使用が許可されなくても、こういう毅然とした姿勢を示すことで、医者に一目置かれる存在になります。「これはきちんと対応しなければまずいな」と、担当医を「本気にさせる」わけです。

もし、ここまで言ってもＩＣレコーダーの使用が許されない場合は、病院を替えてもいいでしょうし、何かあった時の保険と割り切って、診察時には毎回バックなどに入れておいて録音しましょう。

なお、医者の許可をとらずに無断で診察内容を録音しても「刑事上罰すべき行為」には当たりませんし、仮に裁判になった場合はやや弱いながら証拠能力をもちます。もちろん裁判になることはできれば避けたいですから、あくまでもＩＣレコーダーは転ばぬ先の杖として利用しましょう。

智恵その13　「先生のお母様でもその選択をされますか？」と訊く

患者には抗がん剤治療を勧めても、自分や身内ががんになったら正直なところ抗がん剤は使わないという医者は少なくありません。抗がん剤はじめ3大療法の限界を知っているからです。

船瀬俊介著『知ってはいけない!?――消費者に隠された１００の真実』（徳間書店）と

いう書籍に紹介されていますが、２７１人の医師に「自分ががんになったら抗がん剤を使うか」と尋ねたところ、２７０人が「断固拒否する」と答えたという驚くべきアンケート結果があるそうです。

　自分や身内なら拒否するという治療法を、いくら仕事とはいえ患者に押しつけるというのは言語道断です。

　医者にどうしても納得できない治療法を押しつけられた時には、相手の目をまっすぐに見つめて「先生のお母様（または奥様、または娘さん）でもその選択をされますか？」と訊いて、医者の様子を観察しましょう。これは、いわば踏み絵です。

3つの信頼

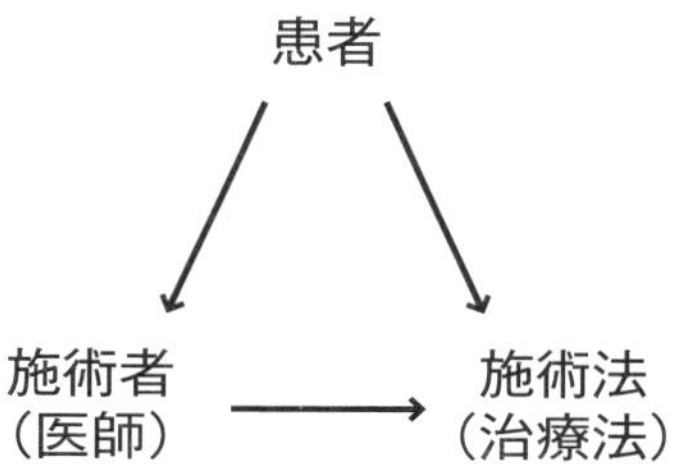

　もし、相手が言いよどんだり、目をそむけたりしたら、その医者を信頼することはできません。

　私はある治療法がうまくいくかどうかのポイントは「３つの信頼」にあると考えていま

す。それは、患者と医者と治療法の三角形です。まず、患者が医者を信頼していること、医者が自分の行う治療法を信頼していること、そして患者もその治療法を信頼すること、この「信頼の三角形」が成立して初めて治療がうまくいくのです。

もし、医者が自分や身内には行わない治療法を勧めたとしたら、3つの信頼のうちの1つである「治療者が治療法を信頼している」が否定されているわけですから、患者としてもその医者も治療方法も信じることはできません。担当医師を替えてもらうか、病院を替わる決断をする必要があります。

智恵その14　1つの病院、1人の医者に固執しない

患者は弱い立場になりがちなので、どうしても「この病院しかない」「この先生しかいない」と固執しがちです。でも、希望があれば病院をいつでも替えることは可能なのです。

前述したように、病院は患者さんがたくさん来ないと経営が成り立たない時代になっています。サービスの悪い病院は患者さんが離れていき、淘汰されます。ですから、病院に遠慮する必要はありません。

医者も、患者サイドから見れば一対一の関係ですが、ドクターサイドから見れば何十人、何百人といる患者の1人にすぎません。あなたが来なくなったとしても、あなたが思うほど医者は何とも思いません。もっと気軽に考えてください。

病院や医者に固執するのは無意味です。大事なのは、患者さんががんを克服することです。前にお話ししたように、患者さんと家族が主役であり、病院や医者は脇役にすぎないのです。

ただし、病院を替わる時には、「セカンドオピニオンを受けるから」と医者に告げ、必ず「診療情報提供書」を何通かもらい、自分に合った病院や医者をじっくりと見つけるようにしましょう。セカンドオピニオンを受ける際、診療情報提供書がないと転出先の病院で一から検査を受けなければならず非効率的です。

智恵その15 セカンドオピニオンを活用する

繰り返しますが、セカンドオピニオンとは診察結果や治療方針などについて、今かかっている主治医以外の意見（第2の意見）をもらって参考にし、主治医とともに治療法を選択することです。ただし、セカンドオピニオンを求めた医者の治療を受けることはできません。治療を受ける場合は転院しなければなりません（この時、現在の病院からの紹介状が必要になることがあります）。

セカンドオピニオンは、複数の治療法があって判断に迷う場合に適しています。医療は日進月歩で進歩しており、１人の医者がそのすべてを理解しているとは限りません。また、病院や医者によって患者に提供できる医療内容に限界がある場合もあります。

主治医との関係が悪くなることを恐れて、セカンドオピニオンを受けることを言い出しにくいという方もいるでしょう。でも、そんな心配はご無用です。セカンドオピニオンは「医者を替える」ことではありません。主治医との良好な関係を保ちながら、複数の医師の意見を聞いて、患者さんにとって最善の治療を主治医との間で判断するために求めるものだからです。

セカンドオピニオンを受けたい時は、「自分にとって（家族にとって）大事な決断なので、いろいろな意見を聞いてみたい」と主治医に伝えます。そして、その反応を見きわめる必要があります。

担当医が嫌がったり、しぶったりした場合は、自分の診断や治療に自信がないとも考えられるので、思い切って病院を替えることも考慮すべきでしょう。

セカンドオピニオンには「主治医の誤診を防げる」「納得のいく治療を受けられる」などいろいろな利点がありますが、その最大のメリットは、「通常の診察よりも、1人の医師が患者さんのために十分な時間（30分～1時間ほど）をとって、じっくり相談に乗ってもらえること」です。料金が少々高くても試してみる価値はあります。

具体的に病院を選ぶ際は、インターネットで「自分の病名 and セカンドオピニオン」のキーワードで検索してみましょう。

楽患ナース株式会社（TEL：03‐6806‐3920）では、看護師出身の医療コーディネーターがその方に合ったセカンドオピニオン先を紹介しています（有料、電話または対面、30分以内の無料対面相談も実施している）。

次に、インターネットを利用した無料のセカンドオピニオンサイトを紹介します。

公益財団法人日本対がん協会（がん相談・サポート）〈http://www.jcancer.jp/〉
e―クリニック（会員になると、さまざまな角度から治療法を研究している医師たちのアドバイスが受けられる）〈http://e-clinic21.or.jp/〉
ＮＰＯ法人がんコントロール協会（サイト上に、がん患者さんのためのアドバイス・カウンセリングシートが用意されている）〈http://www.npo-gancon.jp/〉
慈恵クリニック（がんの相談室）〈http://www.jikei-clinic.com/〉
ＮＰＯ法人統合医学健康増進会（ガン・難病の治療相談）〈http://togoigaku.net/category107/〉
セカンドオピニオン・ネットワーク（全国の医師が所属や立場を超えてボランティアで結成。セカンドオピニオン協力医リストをサイト上で公開している）〈http://www.2-opinion.net/〉

セカンドオピニオンを求める際に大事なのは次の４点です。

①何を聞きたいか、あらかじめ目的を明確にしておく（箇条書きでまとめておく）

②必ず所見や検査結果などのデータを用意しておく（診療情報提供書）
③主治医と違った治療をしている医師を選択する（抗がん剤、放射線、手術、場合によってはこれら3大療法以外の自由診療を行っている医師に意見を聞くことも必要）
④セカンドオピニオンの結果は、必ず主治医にきちんとフィードバックして見解を聞き、その上で判断する

智恵その16　3大療法の枠を超える医者にもアクセスする

個々の患者さんで違いますが、がんには通常行われている医療以外の治療が効果を示す場合も少なくありません。

ここでは、一般的な3大療法以外の治療を行っている2人の医師とその治療法の概要を紹介します。

星野恵津夫医師（がん研有明病院漢方サポート科部長）――漢方・サプリメント

がん患者さんは日々全身倦怠感や食欲不振、不眠などの症状と闘っています。抗がん剤

セカンドオピニオンの手順

STEP1

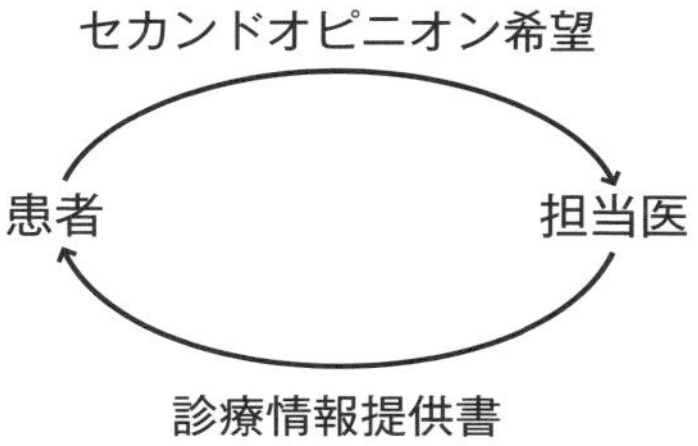

STEP2

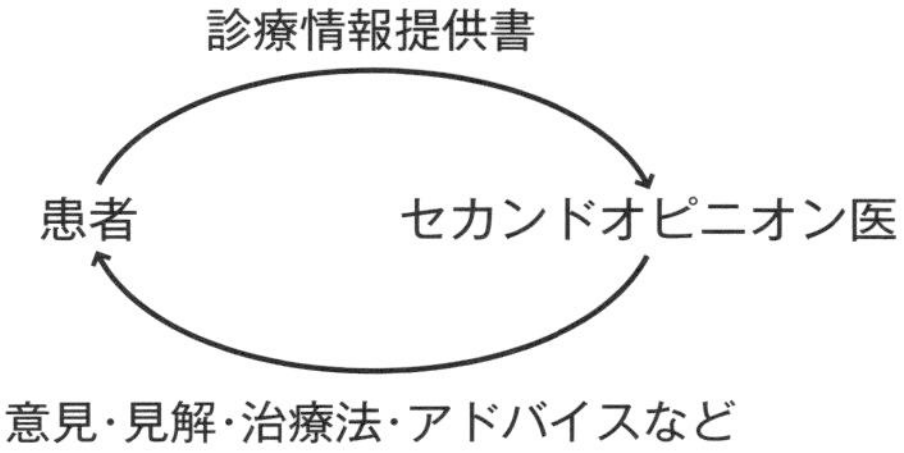

STEP3

セカンドオピニオン医の治療法を受けたい場合、
治療法の変更希望を伝える

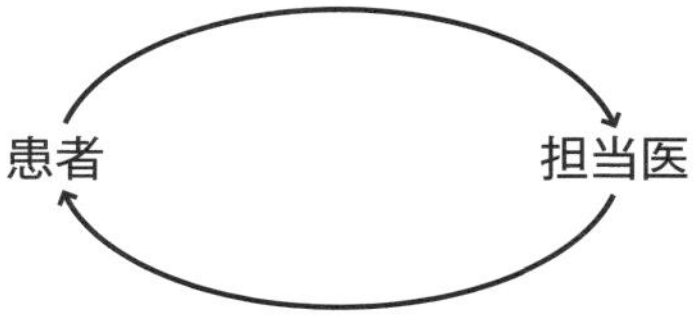

①治療法を変えてくれる場合
⇒病院を変えずに治療
②治療法を変更してくれない場合
⇒転院の意思を伝え紹介状を書いてもらう

治療や放射線治療を受けていれば、その副作用にも苦しみます。星野医師は「漢方サポート外来」（週2回）でこれらの諸症状を漢方薬で軽減する治療を行っています。

星野医師の治療経験から、漢方薬はがんのさまざまな苦痛を軽くするだけではなく、がんそのものを治す力も秘めていることが明らかになったそうです。

漢方サポート外来では、保険のきく１４７種類の漢方エキス剤のうちから最適なものを選んで処方されます。個人差があるので、効き具合をみながら組み合わせを調整します。

また、この漢方サポート外来では、がんに対するサプリメントによる補完代替療法も勧めています。とくに、漢方治療だけでは治療効果が不十分と考えられる患者さんに対して、中国の国家衛生部が「国家Ｉ類抗がん生薬」と認定し、中国の大学病院やがん専門病院で広く用いられている「カイジ顆粒」の併用を勧めています。

漢方薬とカイジ顆粒を併用した患者の多くが、自覚症状が好転し、検査データが改善し、がんの進行がゆるやかになって延命し、時には腫瘍が縮小したり消失したりする例もあるそうです。カイジ顆粒を飲むとＰ―53遺伝子のスイッチが入り、がん細胞がアポトーシスを起こすことが、ヒト由来培養直腸がん細胞の実験（中国腫瘍２：122-124,2003）で、また112ページで詳しく述べる、がん幹細胞の増殖が抑制されることが、ヒト由来培養大腸がん幹細胞の実験で報告されています（ONCOLOGY LETTERS 5：1171-1176,2013）。

カイジ顆粒は日本でも「日本統合医療学会」が認定する「健康食品」として入手可能です。

植松稔医師（鹿児島市・ＵＡＳオンコロジーセンター長）――放射線治療（四次元ピンポイント照射療法）

植松医師はアメリカのがんの教科書にも掲載された「早期肺がんを切らずに治す三次元ピンポイント照射」の創始者です。２００２年には世界初の「四次元ピンポイント照射療法」を開始し、現在ＵＡＳオンコロジーセンターで乳がんや肺がんをはじめ、進行がんを含む多くのがん患者さんの治療を行って優れた治療実績を上げています。

通常の放射線治療は2次元照射といって、主に身体の前後や左右から放射線を当てますが、この方法だと正常組織にも放射線が当たってしまいます。したがって、副作用の懸念があるので「広く弱く」という照射しかできません。そのため、がんを消滅させるのに十分な放射線量を照射できず、転移巣のない限局したがんに適応が限られています。

これに対して4次元ピンポイント照射療法は、縦・横・高さの3次元空間のあらゆる方向から照射できることに加え、時間も考慮して患者さんの呼吸によって動く腫瘍に合わせて照射位置を変えながら当てることができます。ですから、正常組織には放射線をほとんど当てずに腫瘍組織に集中して照射することが可能なので、副作用を最小限に抑えて最大限の治療効果を得ることが期待できるのです。そのために植松医師はガイドラインでは適用外の移転のある進行ガンに対してもこの治療法をもちいて積極的に治療を行っています(『明るいがん治療2—身体に優しいピンポイント照射—』植松稔（三省堂)）。呼吸追跡ができる4次元ピンポイント照射療法は、とくに呼吸によって腫瘍の位置が変化する乳がんや肺がん、肝臓がん、前立腺がんなどの治療に向いています。

植松医師は、鹿児島と東京で、乳がん、前立腺がん、肺がん、肝臓がん、膀胱がん、腎臓がん、脳転移、悪性リンパ腫などに関するセカンドオピニオンを主体とした窓口をつくり、がん患者さんからの相談も受けています。

04

Saving your family from Cancer

治療について

第4章 治療について

智恵その17 自然治癒力を下げにくい治療のみを選択する

現代西洋医学では、がんの治療といえば「手術」「抗がん剤治療（化学療法）」「放射線治療」の3大療法を指すことが世間の常識になっています。医師も患者さんも家族もそれが当たり前だと考えているようなところがあります。

では、これらの3大療法ですべてのがんが治るのでしょうか？

答えはNOです。3大療法ですべてのがんが治れば誰もこれほど悩んだり苦しんだりしません。

3大療法の大きな問題点は一部のがんや施術法を除いて効果が限られていること、それに加えて、自分自身で病気を治そうとする力（自然治癒力）を弱めてしまう可能性が高いことです。がんに立ち向かうために最も重要なのは自分の体の中に生まれつき備わっている自然治癒力です。もし、３大療法を選ぶのであれば自然治癒力を下げない治療を選択することが絶対に必要です。

この自然治癒力の指標となるのが血液の白血球の中の「リンパ球の数」です。直接がん細胞と闘う免疫細胞がリンパ球なので、リンパ球の数が多い人はがんと闘う力（自然治癒力）が強く、逆にリンパ球数が低い人はがんと闘う力（自然治癒力）が弱いと判断できるのです。それでは、どの位の数値であればがんと闘う力があると見なされるのでしょうか？

免疫力の目安となるリンパ球数は一般に、

1500以上：優（自信を持って今のままの治療やセルフケアを続ける）

1200～1500：良（今の治療やセルフケアを一部見直し1500以上を目指す）

1000～1200：可（今の治療やセルフケアを根本的に見直す必要がある）

といわれています。

理想的なリンパ球数は１５００以上ですが、骨髄抑制の副作用の強い抗がん剤治療や放射線の照射範囲が骨髄にかかってしまうような放射線治療によって１０００未満まで下がっても治療を続ける医者が多いので家族がリンパ球数の変化に十分気をつける必要があります。

リンパ球数の計算方法は、

白血球数×リンパ球分画（％）÷　１００

です。

リンパ球分画というのは、白血球数全体に占めるリンパ球の割合です。一般に基準値（白血球１００個中の比率で示される）は20～45％ですが、施設や検査方法によって異なります。

たとえば、白血球の絶対数（１マイクロリットル中の個数）が２５００個で、リンパ球分画が40％であれば、リンパ球数は、２５００×40÷１００＝１０００個になります。

ただし、検査報告書によっては、単位が異なっていてさらに１０００をかける必要があったり、計算しなくても最初からリンパ球数が載っている場合もあります。

リンパ球数と免疫力の関連を示すある患者さんの例を紹介します。

【60代後半の前立腺がんの男性。ホルモン療法に加えて食事療法を中心としたセルフケアを積極的に取り入れて生活されています。背骨全体に骨転移があるにもかかわらず、がん

60代後半の前立腺ガンの男性

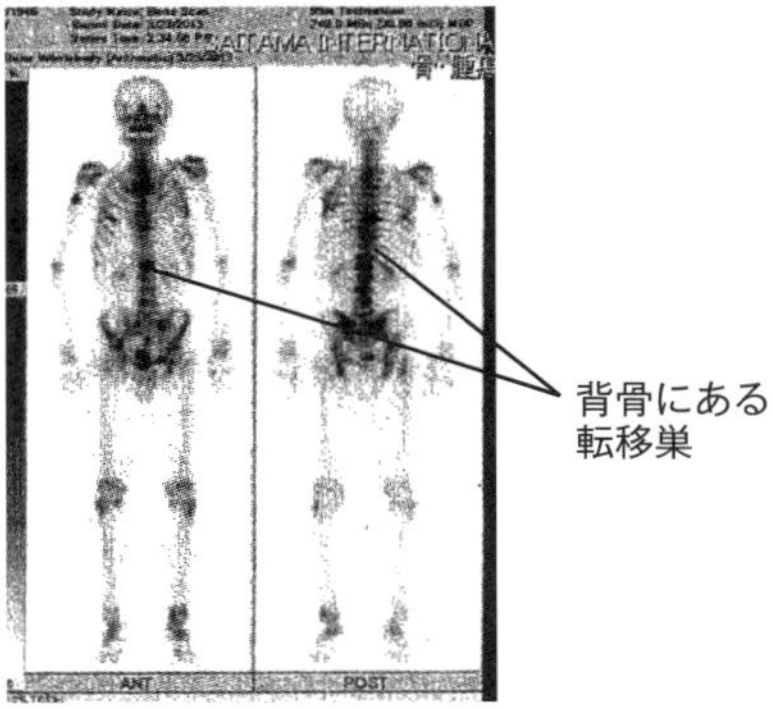

黒くそまっているところが転移巣。
背骨全体に骨転移があるが、リンパ球数が高い。

性疼痛が全くなく、週末にはテニスをするほどお元気です。その秘密を探るためリンパ球数を見ると、２５００〜２６００個と非常に高いのです。これだけリンパ球数（すなわち免疫力）が高いと、痛みなどの症状がなく、うまくがんと共生することが可能だということです。】

それでは3大療法の中で自己治癒力を比較的下げにくいといわれる治療法はどのようなものがあるのか以下に列挙します。

［手術］内視鏡手術

咽頭内視鏡、気管支鏡、上部消化管内視鏡、十二指腸内視鏡、小腸内視鏡、大腸内視鏡、カプセル内視鏡、胸腔鏡、腹腔鏡、

膀胱鏡、胆道鏡など

【放射線療法】

四次元ピンポイント療法、陽子線、重粒子線、ガンマナイフ（脳を対象とする定位放射線治療装置）、トモセラピー（ＣＴと一体化された強度変調放射線治療装置）、ノバリス（全身に照射可能な定位放射線治療装置）

【抗がん剤（化学療法）】

ホルモン療法、分子標的薬（一般の抗がん剤に比べて副作用は比較的弱いといわれますが、やはり自然治癒力を低下させる場合もありますので利用する場合は十分に注意が必要です）

ただし、これはあくまでも一般論であり、腫瘍の部位や大きさ、患者さん個々の体の感受性によっても異なります。ですから、これらの治療を選択する場合でも後述の医薬品副作用重篤度分類やリンパ球数を目安にして、家族がきちんとフォローしていく必要があります。

次に前述した以外の3大療法の問題点（限界）について説明します。

智恵その18　3大療法の限界を冷静に認識しておく

まず、「手術療法」です。発見がごく早期で、がんが原発巣（がんが最初にできたところ）にとどまっている場合は、内視鏡によって病巣を切除することで治る可能性があります。

しかし、腫瘍が内視鏡では取れない場所であったり広範囲であった場合、あるいは深さや大きさによっては、胸（胸腔）やお腹（腹腔）を開けて手術をすることになります。その場合には、たとえば胃や膀胱などの臓器を丸ごと切除したり神経組織の損傷などによって日常生活に大きな支障を来すことがあるので、手術の前に想定されるリスクや術後の生活への影響について十分に説明を受けて、手術を受けることによる利点（メリット）と欠点（デメリット）や危険性（リスク）を十分に考慮して選択する必要があります。また、全身麻酔をしたり体にメスを入れた結果、一時的ではありますが自然治癒力（免疫力）が大きく低下することがありますので、リンパ球数の動きをフォローしながら、家族が協力して心と体のセルフケアや代替療法を積極的に取り入れて、術前にはできるだけ免疫力を上げるように、術後に特に自然治癒力（免疫力）をできるだけ早く回復できるように心がけることが大切です。

次に、「放射線治療」です。放射線療法とは、医療機器によってX線やγ線などの放射線をがん細胞に照射する治療です。やはり早期発見で、原発巣にとどまっているがんであれば、がんの種類や部位によってはピンポイントで治療できる場合もあります。

問題は、ピンポイント照射でなく、一般的な放射線療法の場合にはがん細胞だけでなく正常な細胞にもかなりの範囲照射されてしまうので、その被ばくによって遺伝子が傷つけられ、新たな発がんを引き起こすこともあります。また、被爆照射部位が骨髄にかかる場合には、免疫力（免疫細胞は骨髄で作られる）も低下してしまうので、特に注意が必要です（ただし、骨転移による強い痛みを緩和するための放射線照射などＱＯＬを維持することを目的にした放射線照射に関しては、免疫力と引き換えにしても優先されるべきだと思

抗がん剤の限界

治癒が期待できる	急性骨髄性白血病、急性リンパ性白血病、胚細胞腫瘍、繊毛がん
延命が期待できる	乳がん、卵巣がん、小細胞肺がん、ぼうこうがん、大腸がん、多発性骨髄腫、慢性骨髄性白血病、骨肉腫
病状の改善が期待できる	頭頸部がん、食道がん、子宮がん、非小細胞肺がん、胃がん、前立腺がん、膵臓がん、脳腫瘍、腎がん
効果はあまり期待できない	悪性黒色腫、肝がん、甲状腺がん

がん診療レジデントマニュアルより抜粋

●抗がん剤の許認可基準は、4週間で半分以下に縮小または消失例が10例のうち2～3例の割合で見られること（奏効率20％～30％）
●がんは、抗がん剤に耐性遺伝子を獲得し、やがて効かなくなる（米国立がん研究所所長の上院での証言）

参考文献：近藤誠『新・抗がん剤の副作用がわかる本』（三省堂）、船瀬俊介『知ってはいけない!?－消費者に隠された100の真実』（徳間書店）

われます）。

最も問題の多いのが「抗がん剤」です。抗がん剤の限界については最近よく知られるようになりました。抗がん剤で治癒する可能性のあるがんは、一部の小児がんや白血病などに限られます。それ以外のがん（ほとんどの固形がん）ではせいぜい数ヶ月の延命や症状の緩和が期待できる程度にすぎません。

また、症状の緩和にしても、抗がん剤自体の副作用（正常な細胞に対する毒性）を考えると、症状緩和への期待で抗がん剤治療を選択することが患者さんにとって本当にメリットがあるのかどうかは疑問です。

智恵その19　抗がん剤は無力なだけでなく発がん性もある

がん治療の「三種の神器」の一つである抗がん剤は強い副作用があるにもかかわらず、標準治療として広く使われています。医者は、初発のがんに対しては「抗がん剤で腫瘍を小さくしてから手術しましょう」とか、手術後は「抗がん剤で再発を予防しましょう」と当たり前のように抗がん剤を勧めます。再発・転移に至っては、「もう抗がん剤しか治療法がありません」と事あるごとに抗がん剤を使おうとします。

抗がん剤には明らかに限界があるにもかかわらず、実際に多くの部位のがんに対してたくさんの抗がん剤の使用が認められています。これはなぜでしょう？　実は、日本における抗がん剤の認可基準はきわめて甘いのです。臨床試験で抗がん剤が承認される条件は、4週間でがんが50％未満に縮小または消失した例が、10例のうち2～3例の割合で見られればよいというものです（奏効率20～30％）。逆にいえば、4週以降の効果は保証されていないのです。ですから、自分が効く方の2割に入る保証はないことや、効いたとしても

4週以降に再発したり大きくなることも十分にあり得ると理解しておく必要があります。

それどころか、抗がん剤を投与することで自然治癒力が低下した体では細胞が変異し、二次がんを引き起こす可能性もあります。抗がん剤が出す活性酸素で正常細胞の遺伝子が傷つけられることで再発するケースがあるのです。

1988年、アメリカ国立がん研究所（NCI）は数千ページにわたる報告書で、「抗がん剤は、がんに無力なだけでなく強い発がん性があり、他の臓器などに新たながんを発生させる増がん剤でしかない」と発表しました。アメリカのがん研究の最高機関が、抗がん剤は「百害あって一利なし」だということを正式に認めて勧告したのです。

また、がん細胞が時間の経過とともに、抗がん剤に対して自然に薬剤耐性（薬をずっと使っていると、がん細胞が薬に対して抵抗力をもってしまい、薬が効かなくなること）を獲得して、さらに増殖してしまう可能性もあります。1985年にNCIの所長がアメリカ下院議会で「抗がん剤による化学療法は無力だ」と衝撃的な証言を行い、抗がん剤の耐性遺伝子の存在を明らかにしました。この遺伝子は「反抗がん剤遺伝子（アンチドラッグ・

ジーン、ＡＤＧ）と名付けられました。抗がん剤は、一時的に効いたかに見えても、やがて薬剤耐性を獲得して効かなくなるということが起こるのです。

なお、新しいタイプの抗がん剤として分子標的薬があり、従来の抗がん剤に比べ、がん細胞だけに働き、正常細胞への影響は少ないといわれています。しかし、正常細胞に全く作用しないわけではなく、一部の分子標的薬ではまれに重い副作用が起こることも知られています。

智恵その20 抗がん剤ではがんの親玉を叩けない

いま、抗がん剤治療の限界を如実に示すものとして「がん幹細胞」の存在が注目されています。

幹細胞というのは、ｉＰＳ細胞など再生医療の分野でよく聞く言葉ですが、分裂して自分と同じ細胞を作り、いろいろな組織や臓器に成長する（分化する）元になる細胞です。

がん細胞にもこの幹細胞の性質をもったがん幹細胞があることを、１９９７年にカナダのトロント大学のジョン・ディック教授が白血病から世界で初めて発見したのです。その後

2000年代になって、さまざまながんでがん幹細胞が発見されたとの報告が相次いでいます。

がん幹細胞はがんが生まれる元になっている細胞で、がんの「親玉」と考えられます。遺伝子の変異によって生じるがんの最初の細胞であり、自己複製して無限に増えます。がん細胞の中で数%ががん幹細胞だといわれています。がん細胞はがん幹細胞が分裂・増殖してできたもので、がん幹細胞があれば永続的にがん細胞を作り続けます。

このがん幹細胞はほとんど分裂・増殖しない特殊な休眠状態（静止期）にあります。そのため、分裂・増殖の早い細胞をターゲットにしている抗がん剤では叩くことができません。

がん幹細胞は「女王バチ」に、がん細胞は「働きバチ」にたとえられます。すべてのがん細胞は女王バチであるがん幹細胞から生まれてくると考えられています。したがって、分裂の早い通常のがん細胞（働きバチ）を抗がん剤で叩き、その結果、一時的に腫瘍が消えたように見えても、その後で女王バチが活動を開始すれば非常に多くの働きバチが生まれてしまいます。いくら働きバチを殺しても、1匹の女王バチが生きていれば、次のがんがどんどん出てくるのです。

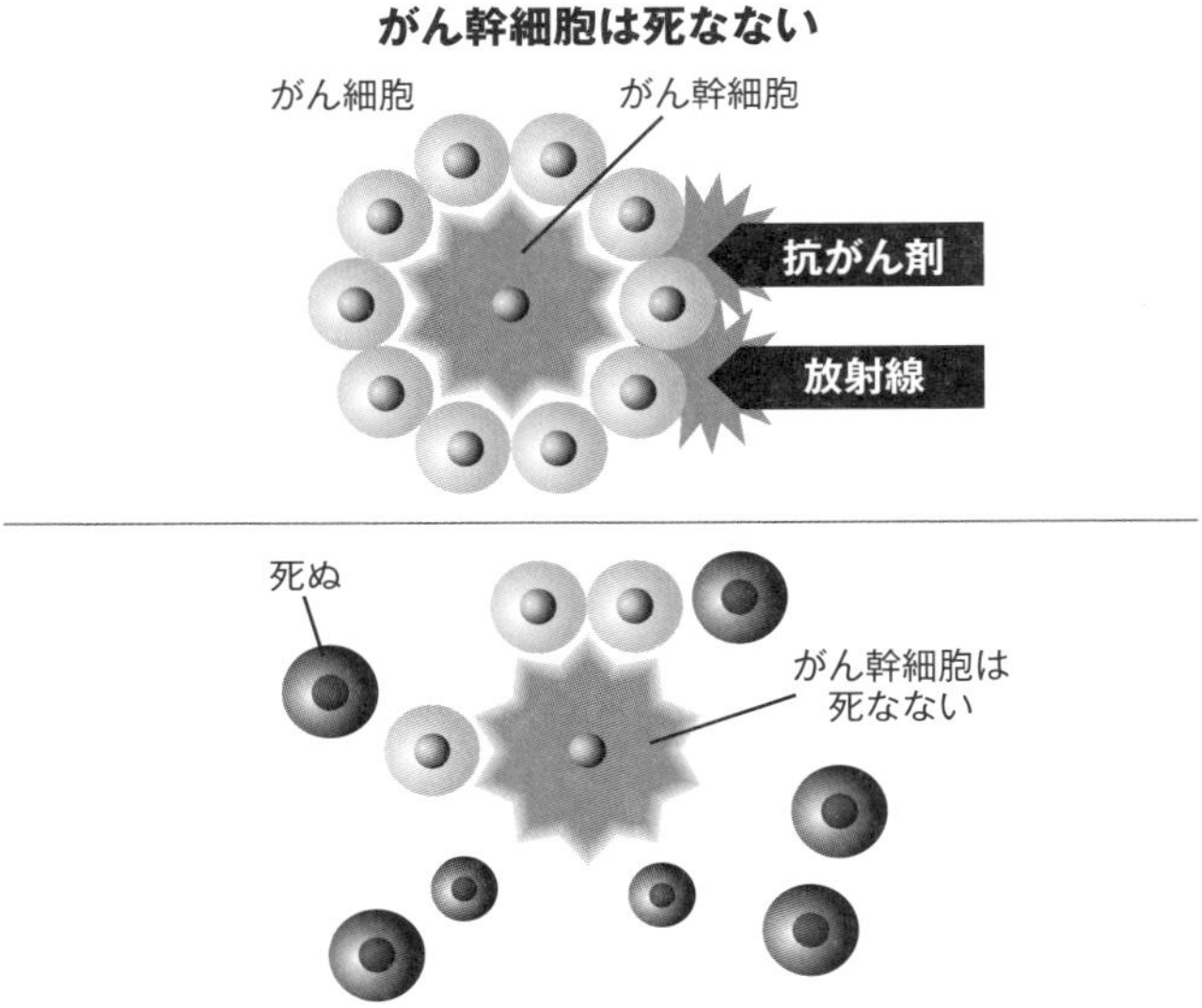

しかも、働きバチに対抗する免疫細胞は抗がん剤治療を繰り返すことによって激減しているので、新しく生まれた働きバチの増殖を抑えることができず、その結果、再発・転移が起きてしまいます。なお、最初にがんが発生した場所（原発巣）で残存したがん幹細胞から再びがん細胞が生まれるのが「再発」であり、がん幹細胞が他の部位に移動してがん細胞を生じるのが「転移」です。

現在、世界中の研究機関でこのがん幹細胞を死滅させる薬を血眼になって探していますが、まだ見つかっていないのが現状です。その候補が見つかったとの報告もありますが、実用化はまだまだ先でしょう。

医者に抗がん剤治療を勧められたときには、このがん幹細胞についてもきちんと理解した上で、治療を受けるか否かを判断すべきです。

智恵その21　医薬品副作用重篤度分類を活用する

抗がん剤は効果がほとんど期待できないだけでなく、重い副作用に苦しめられることが少なくありません。しかし、自己選択、自己決定、自己責任により、抗がん剤治療を選択される方もいるでしょう。その場合、最も気をつけなくてはいけないのが副作用です。

副作用は、症状として現われる場合と血液検査などの数値でしかわからない場合がありますす。副作用は抗がん剤の種類によって異なりますが、症状の副作用としてよく見られるのは、悪心・嘔吐（気持ちが悪くなったり、吐いたりすること）、脱毛、全身倦怠感、発熱、食欲不振、下痢、口内炎などです。一方、血液検査などでわかる副作用は骨髄機能の抑制（貧血、白血球や血小板の減少）や肝機能障害、腎機能障害などです。

症状の副作用は本人が自覚できるので、患者さんがあまりにも辛いと感じるのであれば医師にお願いして中止したり、お薬を替えてもらうこともできます。ところが、検査値の場合は素人にはわからないので、どうしても医者まかせになってしまい、最悪の場合は重い血液障害などの副作用によって死亡してしまう可能性もあります。

船瀬俊介著『知ってはいけない!?――消費者に隠された100の真実』（徳間書店）には、「がんで死んでいる人の約8割は実はがん治療の副作用で死んでいる」という記載があります。がんによる年間の死者は約35万人ですから、そのうちの25万人以上ががん治療の副作用で死んでいることになります。なお、厚生労働省では、抗がん剤による死亡（正式な届け出例）は年間で約2000人程度と公表していますが、どちらが真実かは不明です。

抗がん剤の副作用による不利益を避けるために、素人である患者サイドが利用できる資料として「医薬品副作用重篤度分類（医薬品等の副作用の重篤度分類基準）」〈http://www.mhlw.go.jp/shingi/2005/10/dl/s1006-4f2.pdf〉という表があります。

この基準は、厚生労働省が製薬メーカーの副作用報告の目安を明確にするために作成したものです。病院で患者さんに医薬品を投与して副作用が起こった場合は、まずその薬を作った製薬メーカーに報告され、報告を受けた製薬メーカーはその分類表にしたがって、厚生労働省への副作用の報告をするかどうかの是非を判断することになっています。
この基準では、副作用の重篤度をおおむね次のとおり1～3の3つのグレードに分類しています。

グレード1：軽微な副作用と考えられるもの。
グレード2：重篤な副作用ではないが、軽微な副作用でもないもの。
グレード3：重篤な副作用と考えられるもの。すなわち、患者の体質や発現時の状態などによっては、死亡または日常生活に支障をきたす程度の永続的な機能不全に陥るおそれのあるもの。

このグレード3に該当するものはきわめて重篤な副作用です。したがって、家族が抗がん剤治療をしている場合には、グレード3になる前（具体的にはグレード3に近づいたグレード2）の段階で医者に申し出て、現在投与されている抗がん剤よりも副作用の軽い抗がん剤に変更してもらうか、または抗がん剤治療を中止してもらう必要があります。

たとえば、抗がん剤治療によって白血球数が2000を切っても、そのまま治療を続ける医師もいます。これは非常に危険です。治療が始まったら、家族が白血球数を経時的に観察し、もしも2000~2500の間（グレード2）に入ったら、この基準表を主治医に見せてきちんと対応（中止または変更）してもらうようにお願いすることが大切です。

「他に治療法がない」ということを言い訳に、グレード3の重篤な副作用が発現してもそのまま治療を続ける医師も少なくないので、医者まかせにするのは危険です。患者さんや家族が主体的に判断しなければなりません。手遅れにならないように、家族は常に臨床検査の数値などを慎重にチェックしておく必要があるでしょう。

智恵その22 代替療法は信頼・納得できるものを選ぶ

がんに対する3大療法の限界が明らかになってくるにつれ、近年クローズアップされてきたのが代替療法です。代替療法とは正確には「補完代替医療」といって、通常がんに対して行われる3大療法を補ったり、代わりに行う医療を指します。

重篤度のグレード（抜粋）

血液

血液障害の重篤度については、原則として、下表にある臨床検査、症状などによりグレード分けを行う。

副作用のグレード	グレード1	グレード2	グレード3
赤血球	350万未満～ 300万以上	300万未満～ 250万以上	250万未満
Hd(g/dl)	11未満～9.5以上	9.5未満～8以上	8未満
白血球	4000未満～ 3000以上	3000未満～ 2000以上	2000未満
血小板	100000未満～ 75000以上	75000未満～ 50000以上	50000未満

Hd＝ヘモグロビンの値。

肝臓

肝障害の重篤度については、原則として、下表に掲げられた臨床検査値、病状などによりグレード分けを行う。

また、全身倦怠感、食欲不振、悪心、発熱、発疹などがあるなど臨床症状などから肝障害が疑われる場合には、当該症例のGOT、GPTなどを確認して、下表により同様に分類すること。また、肝生検の結果が得らている場合にはこれを考慮して判断すること。

副作用のグレード	グレード1	グレード2	グレード3
GOT, GPT(U)	1.25×N以上～ 2.5×N未満 50以上～ 100未満	2.5×N以上～ 12xN未満 100以上～ 500未満	12×N以上 500以上
Al-P	1.25×N以上～ 2.5×N未満	2.5×N以上～ 5xN未満	5×N以上
r-GTP	1.5×N以上	－	－

N:施設ごとの正常値上限

GOT,GPT＝肝細胞にある酵素、値が上昇した場合は何らかの肝機能障害の可能性が高くなる

Al-P＝肝臓や骨、小腸、胎盤などに多く含まれる酵素で、これらの臓器がダメージを受けると血液中に流れ出す

r-GTP＝肝臓の解毒作用に関係している酵素で、肝臓や胆管の細胞がこわれると血液中に流れ出す

重篤度のグレード（抜粋）

腎臓

腎障害の重篤度については、原則として、下表にある臨床検査値、病状などによりグレードが分けを行う。

また、全身倦怠感、食欲不振、悪心、浮腫、高血圧、頭重感などがあるなど臨床症状や尿所見から腎障害が疑われる場合には、当該症状のBUN、クレアチニンなどを確認して、下表による同様に分類すること。また、腎生検の結果で得られている場合にはこれを考慮して判断すること。

副作用のグレード	グレード1	グレード2	グレード3
BUN(mg/dl)	**1xNを超え 25未満**	**25以上～ 40未満**	**40以上**
クレアチニン (mg/dl)	**1xNを超え 2未満**	**2以上～ 4未満**	**4以上**
たんぱく尿	**1+**	**2+～3+**	**3+を超える**

N:施設ごとの正常値上限

BUN＝尿素窒素のことで、腎臓の働きが悪いと数値が高くなり、重症腎障害、腎不全が疑われる。

クレアチニン＝老廃物のひとつで尿として排出される。腎臓が機能障害の場合、排出されず値は高くなる。

たんぱく尿＝尿にたんぱくが混じったもの。腎臓のろ過機能である糸球体がたんぱく質をろ過できずに起こる。

Nは施設ごとの正常値上限。たとえば、肝臓の検査値であるＧＯＴの正常値がある施設で20～50である場合、グレード１は62.5（1.25×50）以上～125（2.5×50）未満、グレード２は125（2.5×50）以上～600（12×50）未満、グレード３が600（12×50）以上ということになる。

代替療法は大きく5つのジャンルに分けられます。生物学的療法（健康食品、サプリメント、ハーブなど）、手技療法・身体技法（マッサージ、整体、カイロプラクティック、リフレクソロジー、温熱療法、鍼灸など）、心身医療（ヨガ、瞑想、心理・精神療法、催眠療法、音楽療法、芸術療法など）、エネルギー療法（気功、電磁療法、霊気など）、代替医学（ホメオパシー、アユルベーダ、中国伝統医学など）です。

つまり、代替療法は現代西洋医学が切り捨ててきたすべての治療法を指します。

アメリカでは１９９０年代以降、がんの治療法としての代替医療への関心が高まりました。１９９２年にはアメリカ国立衛生研究所（ＮＩＨ）に代替医療センターが作られ、膨大なレポートが発表されました。ＮＩＨといえば、世界最大・最高水準の医学研究所であり、西洋医学の総本山ともいえる組織です。そのＮＩＨも代替医療に注目しているのです。すでにアメリカでは、がん患者に対して「抗がん剤にしますか？　代替療法にしますか？」と患者自身に選ばせる段階に入っています。

一方、日本でも代替療法を受ける人は年々増加しています。２００１年に、がん患者３４６１人（がんセンター16施設、ホスピス40施設）を対象に行われた「我が国における

3大療法と代替療法の違い

3大療法の欠点	代替療法の特徴
がん細胞のみならず正常細胞も傷つけてしまう	正常細胞を傷つけることなく自己治癒力を高める
体に対しては効果を上げるが、心に対しては効果がない	体だけでなく心に対しても良い影響を及ぼす
通常は単独で施行する。組み合わせても3通りしかないので相乗効果はあまり期待できない	自分に合った色々な方法を自由に組み合わせて相乗効果を上げることができる
裁量は医者に任されており、自由に選んだり、始めたり、止めたりすることはできない	自分の裁量で自分に合った療法を自由に選べるし、自由に始められる

がん代替療法に関する研究」（厚生労働省研究班）では、代替療法の利用率は44・6％と非常に高率でした。

では、3大療法と代替療法はどこが違うのでしょうか？

3大療法の目的は外からの物理・化学的な治療によって腫瘍そのものを消去することです。これに対して、自分の内側に働きかけて治る力（免疫力、自然治癒力）を高めることによってがんを克服するのが代替療法の目的です。

代替療法は3大療法の欠点を補うことができます。ですから、代替療法は単独で行っても、３大療法と併用しても効果を上げることが期待できます。最近は、アメリカをはじめ日本でも、現代西洋医学による医療と代替医療を併せて患者を治療する「統合医療」という概念が注目されています。平成22年には、厚生労働部会の医療委員会の下に「統合医療に関するプロジェクトチーム」が発足し、平成25年２月には「現代西洋医学と組み合わせることで、病気の治療にとどまらず、生活の質（ＱＯＬ）を重視した医療を実現できる可能性がある」と統合医療の推進に向けた提言を取りまとめました。

前述したように代替療法には多くの種類がありますが、どの療法を選ぶかを決定する際に重要なのは「信頼」と「納得」です。

その療法を（施術者がいる場合は療法とその施術者の療法を）信頼し、それが自分に合った療法であり、その療法を続けることによって自分の治る力が高まり、がんを克服するのに役立つと自分が納得すること。それによって、初めてその代替療法の効果が得られるのです。どのように納得するかについては、第３章の「３つの信頼」（Ｐ88）を再読してください。

自分の選んだ代替療法を信頼し、納得すればプラセボ効果（薬そのものの薬理作用より

プラセボ効果

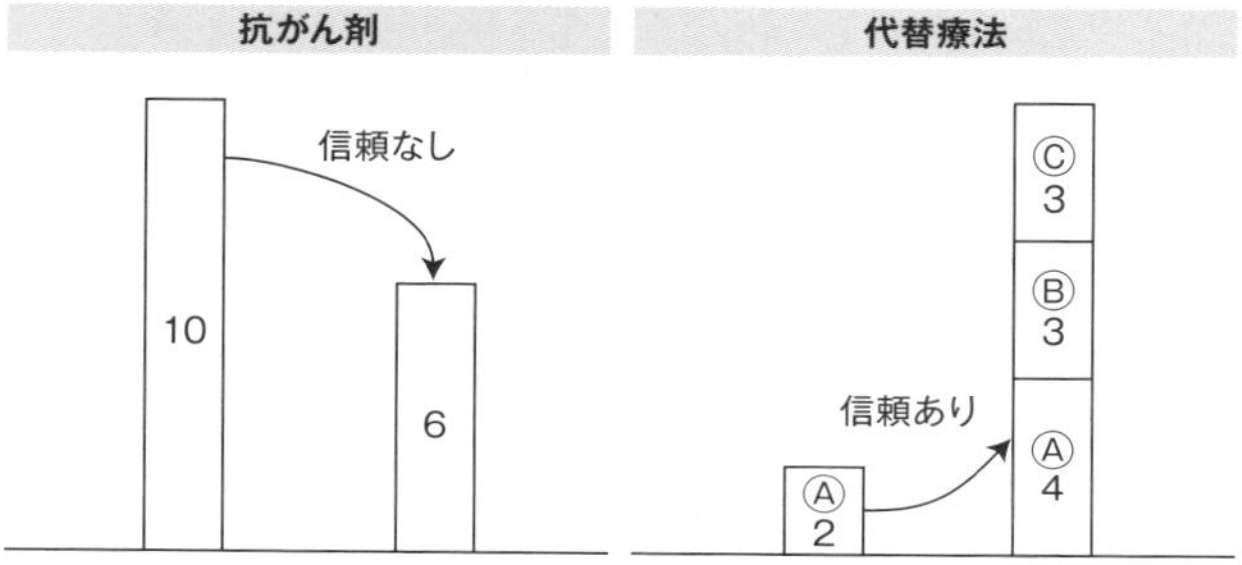

も、それが薬になると信じることによって病気が快方に向かったり治癒したりする効果）によって効果が上乗せされます。逆に、その療法に対して不信感があり（不信感とまではいかなくても効果に疑いをもち）、納得できなければ効果は減ってしまいます。

たとえば、ある抗がん剤では効果の平均値が10あったとしても、治療を受ける患者さんがその抗がん剤の効果に懐疑的であれば、10が7にも6にも減ってしまいます。逆に、自分が受けている代替療法の効果の平均値が2だったとしても、その療法に信頼をおき、自分が納得して続けていると効果は3にも4にも増大します。そして、そういった信頼・納得できる代替療法をいくつも併行して続ければその効果はさらに大きくなり、合わせて10にもなる可能性があります。

ですから、代替療法の情報をチェックするときには、その内容をよく吟味し、信頼・納得できるものを選ぶようにする必要があります。

もし、選んだ療法について患者さん本人が信頼・納得していないときには、家族は本人とよく話し合って、信頼や納得につながる本やデータを教えてあげたり、施術者にしっかり説明してもらう場を設けたりして、その療法に対する考え方をポジティブな方向にもっていく手助けをしてあげましょう。それでも患者さんの信頼と納得を得られない場合は、療法自体を別の療法に変えるようアドバイスすることも必要です。

智恵その23 「自己選択」「自己決定」「自己責任」を尊重しサポートする

代替療法やセルフケアの基本は、「自分の健康は自分で取り戻す」ことです。つまり、「自分の中にもともとある自分で病気を治す力」を信頼し、希望をもってがんを克服しようという姿勢が大切になります。

別の言い方をすると、「他人に依存しない」ということです。医者や施術者など他人に依存すると、その人の顔色や一挙手一投足に神経を使い、ストレスを抱えてしまい、ともするとネガティブな感情を抱いてしまいがちです。そうなると、p－53遺伝子のスイッチがオフになって自然治癒力が働かなくなり、かえってがんが悪くなってしまうことにもなりかねません。

他人に依存せず、自分の中にある治る力を信頼して希望をもってがんを克服する姿勢を貫くためには、それがどのような治療法であっても（3大療法、代替療法にかかわらず）、セルフケアであっても、本人が「自己選択」「自己決定」「自己責任」で実践することが大切です。そして、家族は理解をもって、本人がその姿勢を貫き通せるようサポートするようにしてください。

では、家族がどうサポートすればよいか、具体的にお話ししましょう。

【自己選択】

治療法、セルフケアを自己選択するには、その方法が信頼でき、納得できるものでなければなりません。第2章で「本人と家族のベクトルを揃える」ことの大切さに触れましたが、家族もその方法を信頼・納得できれば両者のベクトルが同じ方向に向かうので、継続の力になります。

家族であるあなたは、自分自身ががんであるとイメージして、「自分ならその方法を選ぶだろうか？」と考えてみてください。そうすれば、家族が信頼・納得できるための具体的な方法――たとえば本でもっと詳しく調べてみるとか、施術者に会って突っ込んだ質問をしてみるといったことを試みようとするはずです。そして、自分が信頼・納得できた段階で、その結果を患者さんにフィードバックしてあげることによって、本人の「自己選択」を助ける大きなサポートになります。

[自己決定]

こうして患者さんと家族両者が信頼・納得できる治療法やセルフケアを見つけたら、次に「自己決定」をします。つまり、患者さんは「この方法を使って必ず健康を回復するんだ」と決意し、家族は、「この方法を使って必ず健康を回復すると信じて本人をサポートするんだ」と決意します。

決意すると同時に、選んだ方法を実践した結果、みるみる健康が回復して家族みんなで幸せに暮らす姿をイメージするとよいでしょう。この決意とイメージによって、「自分の中にもともとある自然治癒力で治す」という自律心や信念を強化することができます。

[自己責任]

患者さんが自己選択し自己決定した治療法やセルフケアを「自己責任」で信念をもって実践するためには、家族のサポートが不可欠です。家族は、患者さんが現在実践している治療法（セルフケア）をきちんと把握して、定期的に「きちんと取り組んでいるか？」「継続していく上で問題になっていることはないか？」「体調や検査結果はどう変化しているか？」などを、それとなく（過干渉ととらえられないように）聞いてください。もし、問題があったときには積極的に相談に乗って一緒に解決していくことが大切です。

以上を繰り返し実践することによって、家族の信頼や絆が深まり、「孤立感」から患者さんを救い、前向きな気持ちで自律的に治療（セルフケア）を効果的に継続していくことができるようになります。

05

Saving your family from Cancer

体調の管理

第5章 体調の管理

智恵その24 イメージの力をうまく利用する

人間が他の動物と違う点の一つは「イメージを利用できること」です。私たちは、意識するしないにかかわらず、常に頭のなかに何かをイメージしながら生きています。よいイメージは精神的にリラックスした状態を作り出すだけではなく、身体にもよい影響を与えます。人間は昔から、病気を癒す過程に想像力を効果的に使ってきました。

１９７１年にサイモントン博士は、放射線治療を受けている進行性の咽喉がん患者さんに初めてイメージ療法を行いました。この患者さんは釣りが大好きだったのですが、がんと診断される数年前から多忙で釣りが全くできなくなっていました。サイモントン博士はベッドの中で釣りをしているイメージを描いてもらいました。さらに、釣りをしている喜びが免疫力を高め、がんが消えていくこともイメージしてもらいました。また、放射線が正常細胞には悪さをせず、がん細胞だけに作用するよう視覚的にイメージしました。すると、１か月後にはその患者さんのがんが消えてしまったのです。また、信じられないことに放射線治療による副作用も一切見られなかったと語っています。

患者さんが治療法やセルフケアを継続して実践し、効果を最大限に発揮させるためには、イメージの力をうまく利用することが大切です。その方法の一つは「望む結果をイメージする」ことです。

何かの治療法やセルフケアを実践するときに、何も考えないで行うのと、その方法が体や心に働きかけてプラスの作用をもたらすというイメージを抱いて実践するのとでは結果は大きく変わってきます。たとえば、その療法（セルフケア）を行うことで正常細胞（免疫細胞）を元気にしたり、逆にがん細胞を効果的に消去したり増殖を抑えるというイメージを描くのです。すると、そのイメージによってプラセボ効果が大きく上乗せされて、望む結果を得られるようになります。

逆に、その方法ではがん細胞に効かないに違いないと疑ったり、正常細胞に悪い影響を与えるのではないかと考えてしまうと、せっかく「自己選択」「自己決定」「自己責任」で実践している方法が無駄になったり、かえって都合の悪い反応が出てしまうことさえあります。

家族は、折にふれて、患者さんがよいイメージをもって治療法やセルフケアに取り組んでいるかを尋ねてあげることが大切です。もし、患者さんがよいイメージをもてないようになっているときは、その原因を一緒に考えて、原因を取り除いたり、どうしてもよいイメージを抱けないときは別の方法を探すようにする必要があります。

患者さんが病気や自己治癒力、治療法について健全なイメージをきちんともつためのよい方法を紹介しましょう。

患者さんが比較的元気なときに時間をとって絵を描いてもらうのです。これはサイモントン療法で行う方法です。

絵を描いてもらう目的は、本人が病気や自己治癒力、治療法にどのようなイメージをもっているかを確認し、ネガティブなイメージは払拭して、よりよいイメージを強化することです。絵の上手い下手は関係ありません。直感的に自由に描いてもらいましょう。

患者が描いたイラスト（1か月前）

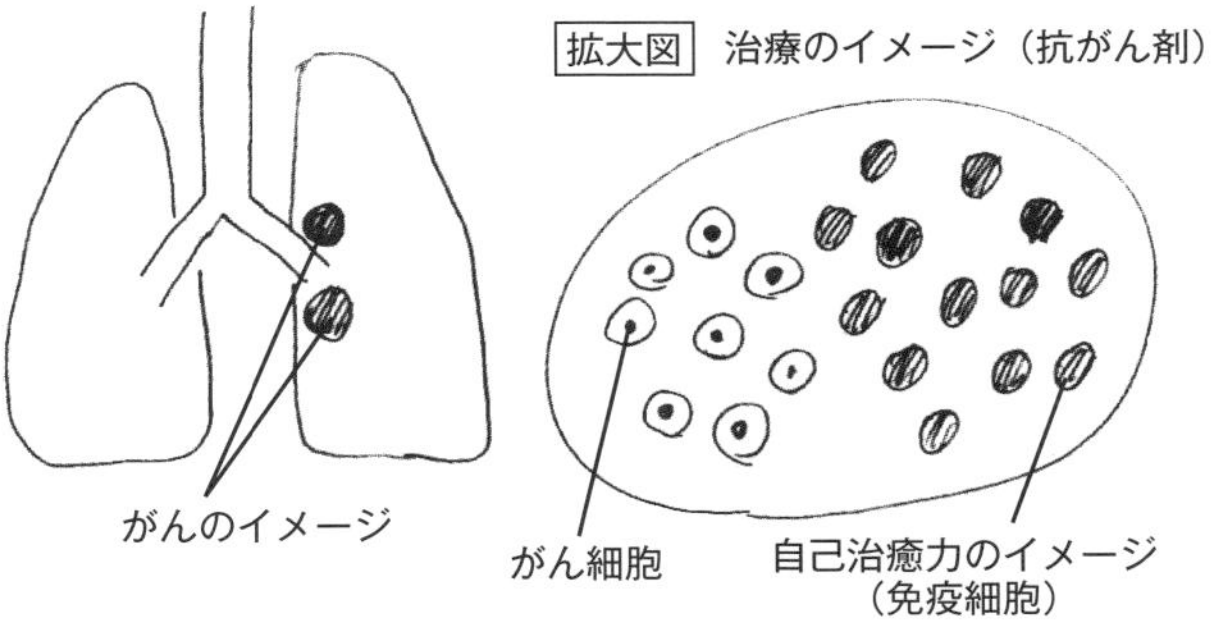

問題点	①治療しているけどがん細胞にまったく変化がない ②免疫細胞ががん細胞からはなれて描かれている ③患部しか描かれていない

患者が描いたイラスト（1か月後）

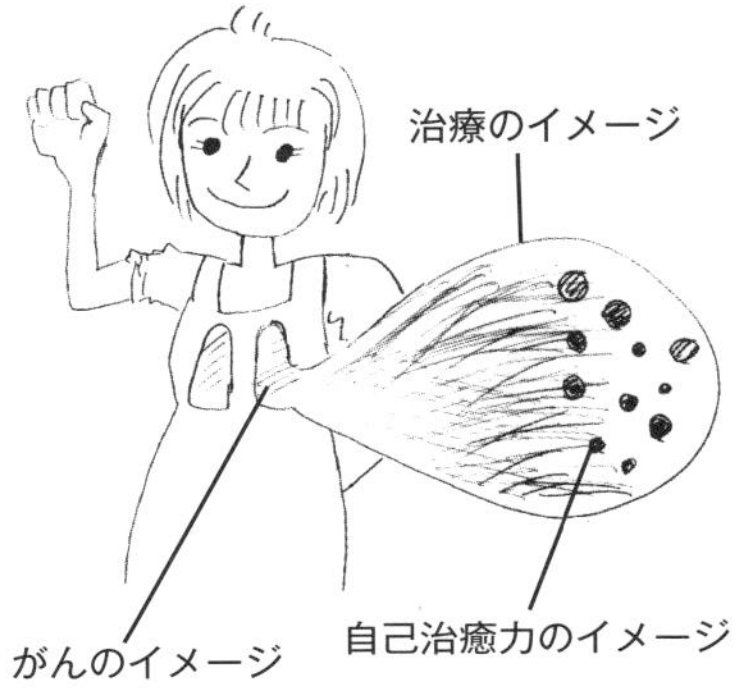

改善点	①がん細胞が減っている ②免疫細胞ががん細胞を直接攻撃している ③元気いっぱいの患者全体が描かれている

まず、色鉛筆またはクレヨンと画用紙を1枚用意します。そして、好きな色を使って、画用紙に「自分自身の体」「がん細胞や腫瘍」「自然治癒力（免疫力）」「いま実践している治療法」「いま実践しているセルフケア」について、イメージを元に絵を描いてもらいます。

ポイントは、自然治癒力、治療法（セルフケア）、がんの力関係を本人がどうとらえているかを確認することです。

その絵では、「自然治癒力」が「がん細胞や腫瘍」に勝っていますか？　「いま実践している治療法」「いま実践しているセルフケア」が、「自然治癒力」と協同して「がん細胞や腫瘍」を効果的に攻撃していますか？　こういったことを、それぞれの色や大きさ、力強さ、位置関係などを見て直観的に判断してみましょう。

たとえば、「自然治癒力」が「がん細胞や腫瘍」よりも大きく、あるいは多く描いてあれば「自分の治る力」を信じていることを示しています。逆に、自然治癒力や治療（セルフケア）よりもがん細胞が大きく描かれていたら、自然治癒力やいま実践している治療法（セルフケア）に自信がない、あるいは不信感をもっているのかもしれません。

また、自然治癒力や治療（セルフケア）ががん細胞や腫瘍から離れて描かれている場合

体質が変わるイメージ

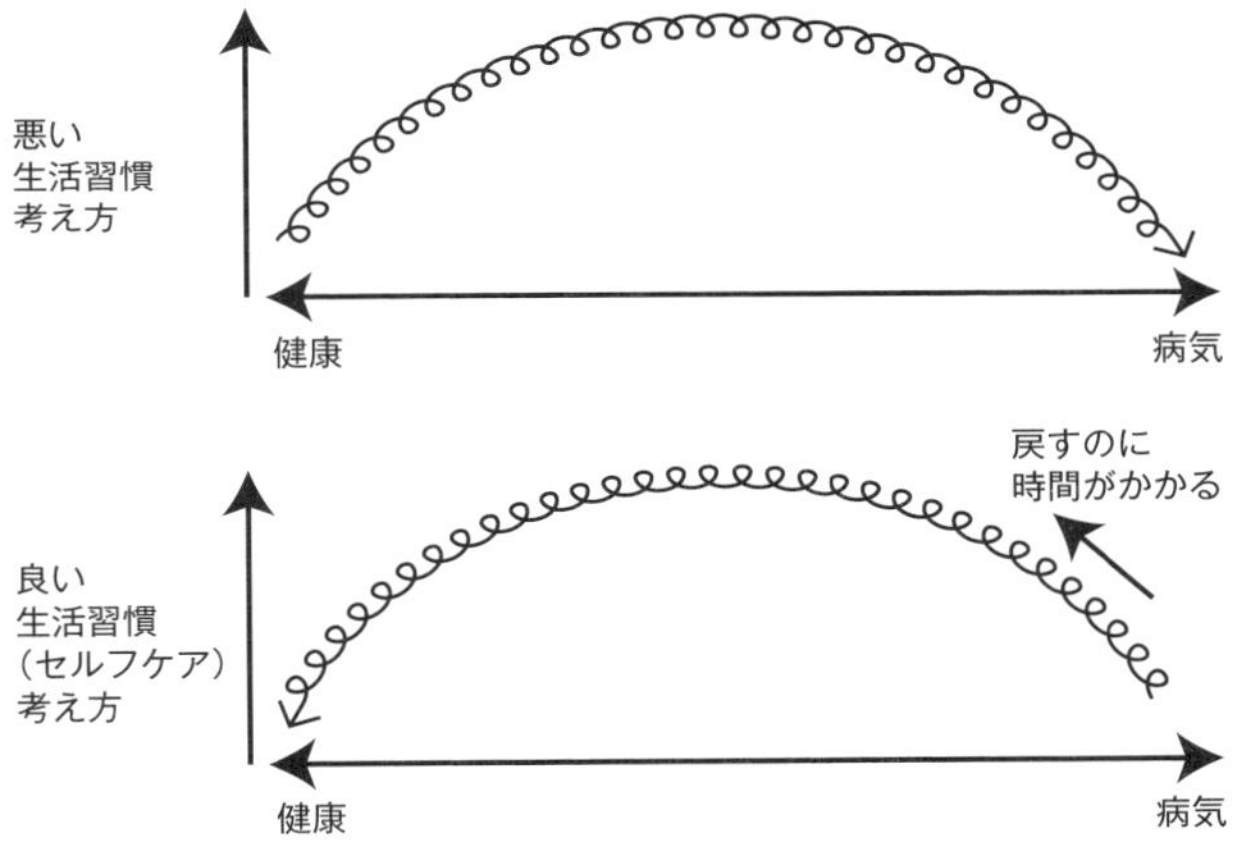

は、それらが効果的に働いていないと無意識に思っているのかもしれません。

こうしたマイナスイメージをもっている場合は、自然治癒力や治療（セルフケア）に対するイメージを変える必要があります。

自然治癒力や治療（セルフケア）が効果的に働きかけていないというイメージをもっているのであれば、家族は、どのようにイメージすればよいのかを一緒に考えて絵を修正しましょう。そして、修正した絵をいつでも見えるところに貼っておき、折にふれて、そのよいイメージを頭に刷り込むように努めると、うまくイメージを働かせることができるようになります。

智恵その25

なかなか結果が出なくても焦らない

3大療法は、手術でも放射線でも薬でも結果が早く現れます。でも、それは根本療法（原因療法）ではなく、あくまでも対症療法です。また、強い副作用や自然治癒力（免疫力）の低下を伴うことが少なくありません。

これに対して代替療法やセルフケアは、がんになりやすい体質をがんになりにくい体質に変え、自然治癒力を向上させることを目的とした根本療法です。患者さんの体質は悪い生活習慣や考え方を続けることによって、月単位、年単位の時間をかけてできあがったものです。多少健康が害されてもあるところまでは自然治癒力によって元の状態に容易に戻ることが可能です。しかし、ある限界を超えて、がんを発症してしまうと、そう簡単に健康体には戻れません。したがって、生活習慣や考え方を改めてもすぐには結果としては現われません。健康な体質に変えるには時間がかかるので、代替療法やセルフケアを頑張って継続するしかありません（前頁のイラスト参照）。そのことをよく理解しておいてください。

カイジ療法におけるリンパ球数の変化

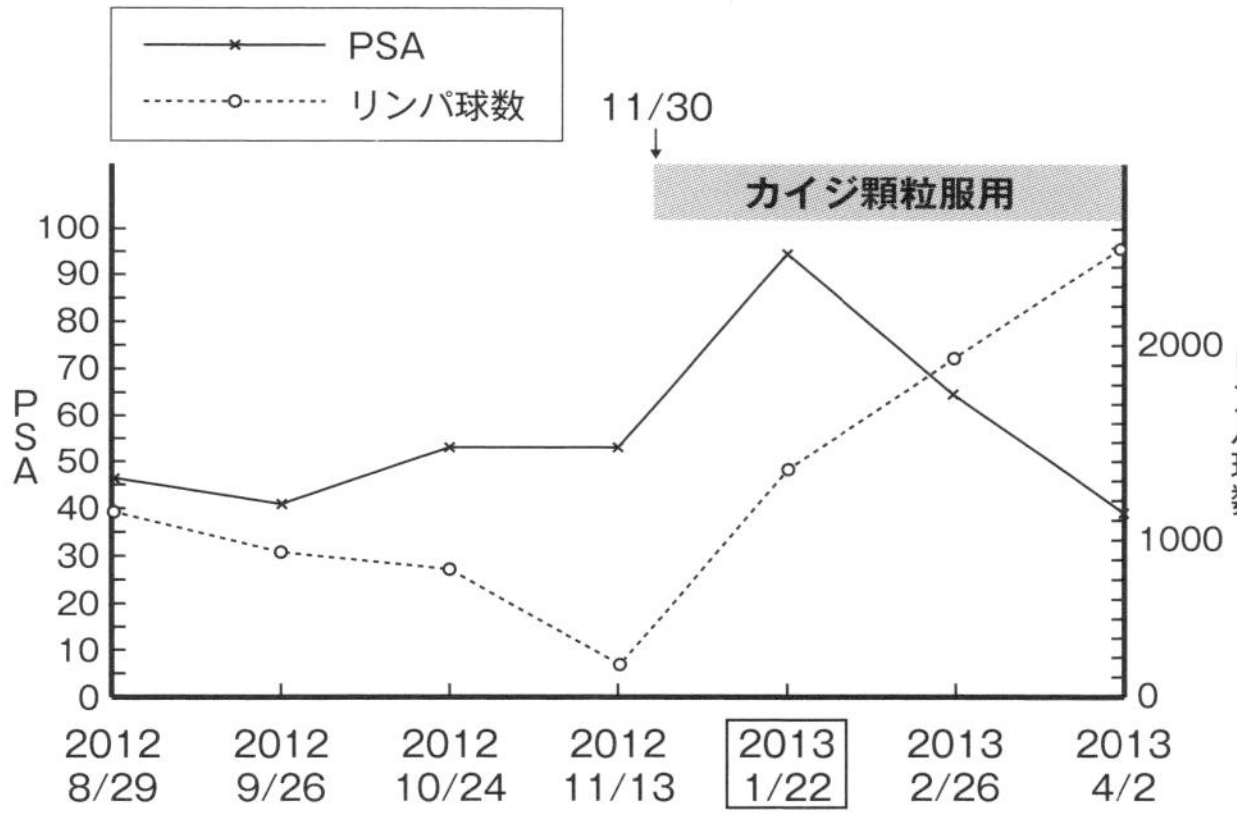

一例を挙げましょう。70代前半前立腺がんの男性です。放射線、抗がん剤、手術などの治療はもはやできない状態でした。２０１２年11月30日から、食事療法を中心とするセルフケアに加えて第３章で紹介したカイジ顆粒の服用を始めました（１回20ｇ、１日３回）。

上記の図はこの患者さんの前立腺腫瘍マーカー・ＰＳＡ（前立腺から精液中に分泌されるタンパク質の一種）と自然治癒力の指標であるリンパ球数の変化を見たものです。ＰＳＡは前立腺がんの病勢が悪化すると数値が上がり、治療が有効であれば下がります。ＰＳＡ値は加齢によっても上昇し、年齢によって基準が定められています。50～64歳は３・０ｎｇ／ｍｌ以下、

65〜69歳は3・5以下、70歳以上は4・0以下が推奨されています。この患者さんは40〜50台に上昇しています。

代替療法（カイジ顆粒の服用）を始めても、最初の2か月は腫瘍マーカーのPSAはさらに上がり続けました。線でかこった約2か月後の2013年1月22日にはPSAは90台にまで上昇しました。しかし、代替療法を根気よく続けた結果、それ以降は低下に転じ、約5か月後の4月2日には30台まで下がりました。

治療開始後もしばらくPSAが上昇した理由として、①カイジ顆粒が効き始めるのに時間がかかったか、②カイジ顆粒が効果的に働いてがん細胞が大量に壊れるときにがん細胞内PSAが血中に放出されて一時的に高くなったか、のどちらかの可能性があります。

また、興味深いのはリンパ球数の変化です。2012年11月13日にはリンパ球数が370個にまで減っていましたが、カイジ顆粒の服用を始めるとリンパ球数はすぐに増加しはじめました。つまり、リンパ球数が先に反応して増加し、PSA値の改善はそこからやや遅れています。

いずれにしても、約2か月後（1月22日）の時点であきらめて代替療法を中止していたら、好結果にはつながらなかったと思われます。

もし、患者さんが３大療法と同じイメージで代替療法やセルフケアを実践していて、なかなか結果が伴わず焦っているようであれば、家族がこのイメージ図を患者さんに見せて理解してもらい、すぐに効果が現れなくても焦らずじっくりと構えて治療を続けるように話してあげましょう。１つの療法に少なくとも３か月は継続して取り組むことが必要です。

智恵その26　体調は「食欲」「お通じ」「睡眠」「体温」で把握する

治療やセルフケアを継続していく上で、家族は常に、患者さんの体調の変化を気にかけておかなければなりません。体調を簡単に把握するのに便利なのは、食欲、お通じ、睡眠、体温の４つです。私が患者さんから相談を受けたときは、この４つを必ず聞いて体調を把握するようにしています。

たとえ検査結果が悪くても、この４つに問題がなければ、いま実践している治療やセルフケアを自信をもって続けていけます。逆に、検査結果が良くてもこの４つのどれかに問題があれば体の状態が良くない可能性もあります。問題がある場合は、本人から詳しく状態を聞いて原因を突き止めて対応する必要があります。
なお、体調を整えるのに漢方薬が有効な場合がありますが、漢方薬は症状が同じでも体質（証といいます）によって選ぶ薬が違ってくるので、専門家の診断を仰いだ上で処方してもらってください。

では、それぞれのチェックポイントと対処法のヒントについて紹介しましょう。

[食欲がない場合]

●考えられる原因

消化・吸収力の低下、胃腸の冷え、ストレス、抗がん剤の副作用など。

●対処法

①お腹を温める（こんにゃく罨法）
食欲不振はお腹を温めることで改善する場合が少なくありません。お勧めは「こんにゃく罨法」です。お湯で茹でたこんにゃくをタオルで包んでお腹にあてて温めます。

②漢方薬（十全大補湯、人参栄養湯など）

③ファスティング

最近注目されているのがファスティングです。いわゆる断食です。ただし、完全な絶食ではなく、通常の食事はしませんが、野菜・果物などから作られた酵素ドリンクなどでカロリーやミネラル・ビタミンなどを補給するので無理なく行えます。ファスティングを行うと、日頃休みなく働いている胃腸に休息を与えることができます。

④適度な運動（足つぼウォーキングなど）

食欲不振の効果的な対策は適度な運動です。自分でできる範囲でよいので、少しでも体を動かすようにしたいものです。家族で一緒に散歩するのもいいでしょう。

とくに私がお勧めしたいのは「足つぼウォーキング」です（後述）。

[便秘・下痢]

●考えられる原因

腸内環境の悪化、ストレス、抗がん剤の副作用など。

●対処法

①動物性タンパク質の制限

肉や乳製品などの動物性タンパク質は悪玉菌が好む餌なので、摂り過ぎると腸内環境が悪くなります。また、それにより腸管免疫力が低下して、自然治癒力が弱まってしまいます。植物性タンパク質や繊維質中心の食事にしましょう。

②ファスティング

③漢方薬（補中益気湯、大建中湯など）

④プロバイオティクス（豆乳ケフィア、プロテクト乳酸菌など）

プロバイオティクスというのは、腸内細菌のバランスを改善し、体によい作用をもたらす生きた微生物のことです。その代表はヨーグルトに含まれるビフィズス菌などの乳酸菌です。

とくにお勧めしたいのが「豆乳ケフィア」です。ケフィアというのは、長寿の人が多いことで世界的に知られる旧ソ連・コーカサス地方に伝わるヨーグルトと同じ仲間の発酵乳の一種です。ケフィアの乳酸菌は生きたままで腸に達します。旧ソ連では病人の治療食として医療目的にも使われていました。このケフィアを牛乳ではなく、豆乳で作ったのが豆乳ケフィアです。腸の腐敗を抑えて便秘を改善するとともに、活性酸素を除去して免疫力を高めます。

「プロテクト乳酸菌」は、乳酸菌の中でもとくに強力な乳酸菌で、便通をよくするとともに免疫力を高める効果があります。

⑤プレバイオティクス（菊いも、海藻など）

プレバイオティクスは、プロバイオティクスの働きを助ける物質のことです。腸内で消化されにくいオリゴ糖類や食物線維がその代表です。「菊いも」は食物繊維を多く含み、その主成分であるイヌリンは体内で消化吸収されずに腸まで届いて、善玉菌のえさであるフラクトオリゴ糖に分解されるので、腸内で善玉菌を増やしてくれます。

また、日本で伝統的に食べられてきた「海藻」には水溶性食物繊維が豊富に含まれ、腸内環境を整える効果があります。

なお、プロバイオティクスとプレバイオティクスは同時に摂ると効果的です。この両方を一緒に摂ることや、その両方を含む食品などをシンバイオティクスといいます。

［不眠］

●考えられる原因

ストレス、運動不足、抗がん剤の副作用など。

●対処法

①適度な運動（足つぼウォーキングなど）

②漢方薬（補中益気湯、桂枝茯苓丸など）

③薬用ハーブ（バレリアン、パッションフラワーなど）

不眠にはハーブが効果的です。とくに、眠りのハーブといわれる「バレリアン」は、ギリシア時代から自然な眠りを誘う薬草として愛用されてきました。ヨーロッパの薬局では不安や緊張、睡眠障害の治療に有効な医薬品として認められています。「パッションフラワー」は自然の精神安定剤といわれるほど強い鎮静作用があり、不眠に効果を発揮します。とくに、精神的な緊張による不眠に有効です。

［低体温］

●考えられる原因

代謝障害、手足の冷え、ストレス、浅い呼吸、抗がん剤の副作用など。

●対処法

①適度な運動（足つぼウォーキングなど）

②ファスティング

③長めの入浴

体温を上げるには熱い風呂よりも、41度程度のぬるめのお湯にゆっくりと（30分ほど）つかるのが効果的です。

④温熱マッサージ（１６４ページ）

⑤ビワの葉温灸

ビワの葉温灸も体温を上げるのに効果的です。ビワの葉と棒もぐさを使ったお灸です。体温が上がれば白血球が活発になり、免疫力がアップします。また、びわの葉の成分であるアミグダリン（ビタミンB17）という物質には抗がん作用があるともいわれています。

⑥笑い呼吸法
笑いは最高の呼吸法です。笑うと自動的に腹式呼吸になるとともに、笑うことで免疫力が高まります（後述）。
⑦漢方薬（八味地黄丸、牛車腎気丸など）

智恵その27　足つぼウォーキングで体温を上げる

体のセルフケアの基本は、食事、運動、呼吸の3つです。とくに、低体温の人は体温を上げるためにも運動が有効です。体温が上がると、免疫力が向上し、がん細胞の増殖を抑えることにもつながります。

体温は自律神経の働きによってコントロールされていますが、自律神経のバランスが崩れて交感神経が優位になると、白血球の中のリンパ球の割合が極端に少なくなってしまいます。リンパ球は免疫力の中核です。体温を上げて副交感神経が優位になるとリンパ球の割合は増えていきます。体温が1度下がると免疫力は30％低下するといわれます。

また、低体温の人はがんを発症しやすいというデータがあります。体温を恒常的に上げ

足つぼウォーキング

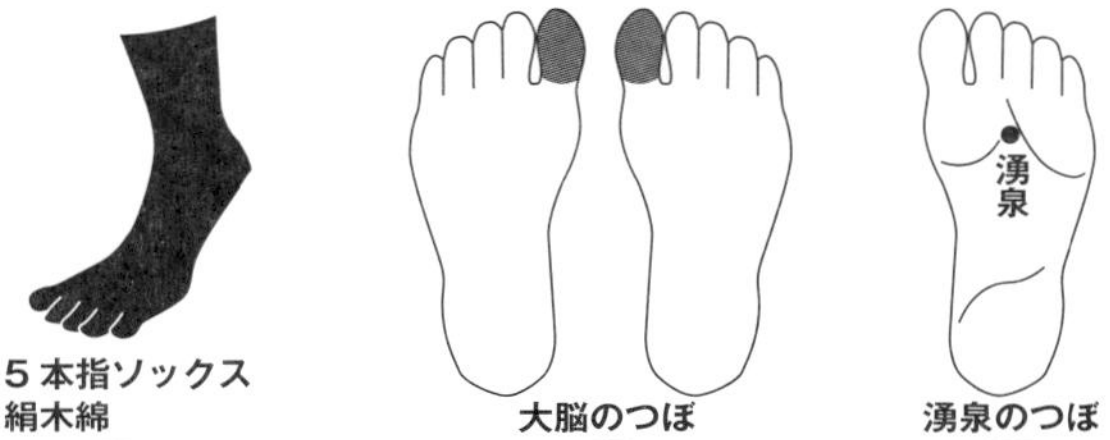

冷え性
排毒（デトックス）
マッサージ
外反母趾
などが改善する。

冷え性
頭痛
不眠
ストレス
生理痛
などが改善する。

冷え性
疲労
生理痛
更年期障害
などが改善する。

ることで、細胞レベルでがんの増殖を抑えることができます。

体温を上げるためには、運動の中でもとくにウォーキングがお勧めです。人の体の中で発熱が最も多いのは筋肉からのものです。そして、人間の筋肉の70％は下半身にあります。安静時には下半身の筋肉の発熱量は体全体の約15％ですが、運動時には体全体の約50％にまで上がります。ですから、ウォーキングで下半身を使って運動をすることは低体温の改善に効果的です。

とはいえ、患者さんが一人で長時間ウォーキングをするのは現実的には難しいでしょう。短時間で効果的なウォーキング法があれば、家族と一緒にできる機会が増えます。そこでぜひお勧めしたいのが「足つぼウォーキング」です。

方法は簡単です。足の指で地面をつかむような感覚で歩けばよいのです。赤ちゃんのうちは類人猿のように足の5本の指が自由に動きます。そのときを思い出して、足の指を思いきり開いて地面をぐっとつかむように意識します。その際、5本指ソックスを履くと歩きやすくなります。

この歩き方のメリットは、短い距離を歩いただけでも下半身の筋肉をかなり使うことです。また、足の裏には重要なツボがたくさんあり、まるで全身の縮図のようになっています。とくに、足の親指の先にある「大脳のツボ」と、第2指と第3指の骨の間の少し窪んだところにある「涌泉のツボ」が刺激されます。

智恵その28 笑い呼吸法で免疫力を高める

笑いが免疫力アップにつながることはよく知られるようになりました。大阪の吉本新喜劇で笑いと健康について行われた実験結果では、漫才や落語、コントなどのお笑いを見て大笑いしたあとに免疫力がアップしていたそうです。

大学などでの実験結果からも、笑いに効果のあることが医学的にわかってきました。私たちの体では健康な人でも毎日多くのがん細胞が生まれています。このがん細胞を退治してくれているのがリンパ球の一種であるナチュラルキラー（ＮＫ）細胞です。

私たちが笑うと、免疫をコントロールしている間脳にその刺激が伝わり、神経ペプチドという物質が活発につくられます。この神経ペプチドが血液やリンパ球を通じて体内に流れ出し、ＮＫ細胞の表面に付着します。すると、ＮＫ細胞が活発に働くようになります。その結果、免疫力が高まり、がん細胞の増殖を抑えます。

一方、呼吸法、とくに腹式呼吸も免疫力を高めるのに効果的です。腹式呼吸とは、自分で意識して腹筋を収縮させながら行う呼吸です。

腹式呼吸には、免疫力をアップするために大きく2つの利点があります。

まず、腹式呼吸をすると肺が大きくふくらみ、酸素をたくさん取り込むことができます。すると、血流がよくなり、細胞のすみずみにまで酸素が行き渡ります。これが、がんの増殖を抑えるのに効果的なのです。

また、腹式呼吸のもう一つの利点は、「セロトニン神経」を活性化する効果があるということです。セロトニン神経はストレスに対する抵抗力をつけ、私たちの精神状態をコントロールしています。セロトニン神経が正常に働かないと心身のバランスが崩れ、ストレスに負けてしまい、がんの原因になってしまいます。したがって、がんを克服するには、腹式呼吸によってこのセロトニン神経を鍛えて活性化することが大切になります。

そして、がんを克服する効果のある「笑い」と「腹式呼吸」をドッキングさせたのが「笑い呼吸法」です。その方法は次のとおりです。

①鏡を見ながら、肩幅に足を開く
②丹田（へそから指3、4本下）に両手を載せて、お腹が引っ込むのを感じる
③「ハ、ハ、ハ、ハ、ハ、ハ、ハ〜〜〜」（ハ行）と声を出しながら息を吐き切る
④鼻から息を吸う。このとき、丹田に載せた手でお腹

丹田

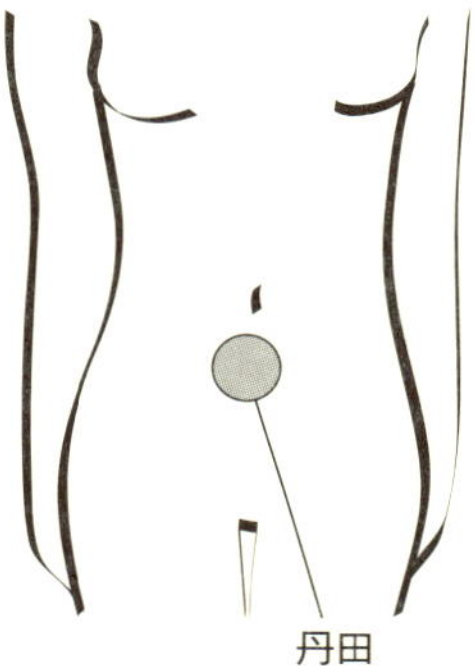

が十分ふくらむのを感じる

⑤「ハ」のあとは、「ヒ」「フ」「ヘ」「ホ」に変えて繰り返す

腹式呼吸を患者さん一人で行うのは難しいですが、家族と向き合って笑い呼吸法を実践すると効果的です。この呼吸法は、腹式呼吸を体感できるだけでなく、口角を上げることによって笑いと同じ効果（副交感神経を刺激して免疫力を上げる効果）を得ることができます。

智恵その29　家族も健康になる意識で食事療法に取り組む

がんを克服するためにセルフケアの中でも「食事」は重要です。がんは生活習慣病であり、なかでも食生活が大きく関与しているからです。

でも、食事は毎日のこと。毎食、体によい食事を準備してセルフケアを継続するのは並大抵のことではありません。とくに患者さんが主婦の場合、自分の食事メニューだけを家族とは別にして、２種類の食事を毎回準備するので一日中食事づくりに追われてしまい、

くたくたに疲れてしまうという話をよく聞きます。逆に、時間と理解のあるご主人が食事をつくり、病気の奥様と同じ食事を食べるように努めてくれるのでありがたいという話も、たまにですが聞くことがあります。

人間の体は100パーセント、自分の食べた食事と飲んだ水と吸った空気からつくられているので、毎日の食事は本当に大切です。そして、それは患者さんばかりではなく家族にとっても同じです。がんは、悪い生活習慣を改善しなさいという体からのメッセージですが、「あなたの生き方に変化を起こしなさい」というメッセージは患者さんだけではなく、家族にも向けられているのです。そのことをよく理解し、これを機会に家族みんなで食事の大切さを考え、家族全員が健康になる食事を、家族が協力してつくるという意識改革をしてください。

食事の内容は、前著『がんが自然に消えていくセルフケア』や他の著書を参考にして、家族全員が納得できるものを選ぶようにしましょう。科学的に根拠があるセルフケアとして認知されているのは、「がん予防14か条」（食品と栄養とがん予防：世界的展望2007

年）です。「がん予防14か条」を参考に作った「私のすすめる食養生９か条」を紹介します。

どんな食事を選ぶとしても、その基本は「玄米」「菜食中心」「減塩」の食事です。アメリカでは１９７７年以降、国を挙げての食事改善が進められてがんによる死亡率低下に効果を上げてきましたが、その際に参考にされたのが昔からの伝統的な日本食でした。とくに理想的とされているのが元禄時代以前の食事です。肉を食べず、野菜が中心であり、主食は白米ではなく玄米や雑穀類でした。

こうした食事は、患者さんにとって体質を変えるだけでなく、家族のあらゆる生活習慣病（がん、糖尿病、脂質異常症、高血圧、虚血性心疾患、脳血管障害など）の予防になります。

とくに玄米については近年、「玄米食でがんが消失した」という報告が相次いでいます。NPO法人ガンの患者学研究所代表・川竹文夫氏によると、がんが治った１２４名のうち約８割は玄米菜食を実践していたそうです。

実は、精白米では取り除かれている米ぬかや胚芽には、抗がん作用のある物質が含まれています。たとえば、米ぬかの穀物線維にたくさん含まれているイノシトール６リン酸（別

がん予防14か条

第一条	食事は食物性食品を中心にする。野菜・果物・豆類・精製度の低いデンプンの主食など、できるだけ多様な種類の食物を摂る。
第二条	体重はBMI（日本では体重はkg/（身長m×m）の数値）18.5～25を維持して肥満を避ける。
第三条	運動を1日1時間の早足歩きと、1週間に合計1時間の強度の運動を行い、体を動かす習慣を維持する。
第四条	野菜・果物を1日に400～800g摂る。
第五条	野菜・果物以外の植物性食品としては、1日に合計600～800gの穀類・豆類・イモ類・バナナなどを摂る。
第六条	飲酒は勧められない。アルコールを摂るなら男性は1日2杯（ビール500ml、ワイン200ml、ウィスキー50ml、日本酒1合）以下、女性は1日1杯以下に控える。
第七条	赤身の肉は1日80gに抑える。
第八条	総脂肪を減らし、総エネルギー量の15～30%の範囲にとどめる。特に動物性脂肪を控え、植物油を使用する。
第九条	塩分は1日6g以下に抑える。香辛料やハーブ類を使用するなどして減塩のため工夫する。
第十条	カビ毒に注意する。食べ物を常温で長時間放置せず、カビが生えたものは食べない。
第十一条	腐りやすい食品は、冷蔵庫か冷凍庫で保存する。
第十二条	食品添加物や残留農薬に注意する。適切な規制下では添加物、汚染物質、その他の残留物は特に心配いらない。
第十三条	黒焦げの食べ物を避け直火焼きの肉や魚、塩干しの燻製食品は控える。
第十四条	栄養補助食品は、以上の勧告を守ればあえて摂る必要はない。

（**第十五条**　たばこはやめましょう。たばこは飲酒の害を増幅させ、良い食生活にしても喫煙によって台無しになる可能性があります）

食品と栄養とがん予防：世界的展望 2007 より

私のすすめる食養生9か条

第一条	主食は玄米＋雑穀または全粒小麦食品。
第二条	塩分(塩化ナトリウム)はできる限り制限する。一日最大4.5gまで。
第三条	生の野菜・果物(発酵食品・すりおろした食品を含む)を1日400g以上摂取する。
第四条	野菜ジュースを1〜2リットル(有機野菜または非有機野菜＋植物ミネラルあるいはホールフードネクター)。
第五条	動物性たんぱく質と脂肪の制限(新鮮な背の青い魚の生食はOK)。
第六条	おかずは無添加手づくり(ま・ご・は・や・さ・し・い中心)。
第七条	豆乳ケフィアと菊いもを摂取する。
第八条	油はオリーブ油・ヤシ油(加熱用)、アマニ油・えごま油(非加熱用)。
第九条	進行・転移がんは、アポトーシス食品を試してみる。

名：フィチン酸）は天然の抗がん物質といわれ、がん細胞の発生と増殖を抑えることがわかっています。

この食事療法を継続するためのポイントが、「いかに玄米を簡単においしく炊くか」と「いかに味を落とさないで減塩を徹底するか」の２点です。

まず、玄米を簡単においしく炊く方法を紹介します。最近は、玄米を炊飯器にセットするだけで自動的に発芽させた上に、高温・高圧（１・７〜１・８気圧）でふっくらおいしく炊き上げる炊飯器（圧力釜）が何種類か発売されています。インターネットで「発芽玄米」「高圧炊飯」というキーワードで検索し、比較して購入しましょう。

うるち玄米ともち米玄米を半々にして（できれば雑穀も加えて）炊くと、①白米よりおいしく、かつ栄養価が高い、②白米より研ぎ時間が短くて済む、③ジャー機能がついており、そのまま保温しておけば1週間でもおいしく食べられます。

簡単でおいしく食べられて健康になるのです。ぜひ家族で発芽玄米食に変えてほしいと思います。

次に、減塩です。塩分の摂取とがんには密接な関係があります（第1章参照）。塩分の過剰摂取は胃がんやその他のがんのリスクを高めます。

塩分の適量として、厚生労働省では男性1日9・0グラム、女性7・5グラム未満を目標に掲げています。また、世界がん研究基金の「10項目のがん予防指針」では、食塩の摂取は1日6グラム以下としています。

でも本来、私たちにとって必要な塩分量は1日1〜2グラム程度です。塩分はできるだけ控えたほうがいいでしょう。

私が推奨する量は１日４・５グラム（１食１・５グラム）以下です。

減塩の方法としては、食塩量を１日６グラムに制限している高血圧患者用のレシピ本を購入して、このレシピからさらに調味料を３分の２に減らすと１日４・５グラムに減塩できます。

その他、最近は有名な病院の食堂で出すがん患者用のレシピ本も出ています。国立がん研究センター東病院の献立をまとめた『がん患者さんのための国がん東病院レシピ』（法研）、島根大学医学部附属病院に勤務する日本で唯一のがん専任栄養士が書いた『がん専任栄養士が患者さんの声を聞いてつくった73の食事レシピ』（医学書院）などです。

これらの病院食レシピ本を利用し、簡単に減塩できる味付けや調理方法を参考にするとよいでしょう。

智恵その30　温泉で一緒にプチ転地療法を楽しむ

日本では古来から、病気になるとよく温泉で湯治していたものです。そんな昔の習慣にならって、たまには家族で温泉地を訪れてみてはいかがでしょう。

ゆっくり宿泊して温泉を楽しむことは、いろいろな意味で患者さんにとっても家族にとっても大きな効果をもたらします。

患者さんにとっては、何度も温泉に入って体を温める温熱療法としての効果や、日常から離れてゆったりとした時間を過ごして気分転換をはかる転地療法としての効果が期待できます。

家族にとっても、食事の支度などの日頃の忙しさから解放されますし、その土地の人情や情趣あふれる風情、自然に触れることによって、たまった疲れを癒してリフレッシュできるでしょう。

もし、患者さんが旅行好きであるなら、本人にプランを立ててもらうことをお勧めします。「自分が家族の役に立てる」という前向きな気持ちになれ、自己肯定感が高まり、がんの治療にも好影響を与えます。

ただし、旅行中に急変した時のことを考え、大きな病院からアクセスのよい場所を選定したり、ドクターと相談して気分や体調の安定した時期を選ぶなどの配慮は必要です。

がんに効くと評判の湯をいくつか紹介します。

二股らじうむ温泉（北海道）、玉川温泉（秋田県）、やわらぎの湯（福島県）、増富ラジウム温泉（山梨県）、五頭温泉郷（新潟県）、北白川ラジウム温泉（京都府）、三朝温泉（鳥取県）、池田らじうむ温泉（島根県）などです。

これらの温泉は、ラジウム温泉やラドン温泉といわれ、活性酸素の除去や免疫機能の強化が期待できます。ラジウム温泉では、温泉や土壌や岩盤から発生するラドンなどの微量の放射線が医学的効果をもたらし、私たちが本来もっている自然治癒力を活性化してくれます。こうした温泉療法をがんの治療に使っている病院も少なくありません。

この効果は「放射線のホルミシス効果」と呼ばれ、１９８０年にアメリカの生化学者トーマス・ラッキー博士によって提唱され、その後各国の研究者・研究所によって研究されています。

放射線と聞くとすべて有害なものだと考えがちですが、決してそんなことはありません し、微量の放射線ががんのリスクを高めることはありません。世界各地に高自然放射線地域があり、多くの調査がされていますが、それらの地域でがんや遺伝病が多いということは全くないのです。

地上で人体が自然に受ける自然放射線は年間2・4ミリシーベルトですが、ホルミシス理論ではその100倍までが健康のための許容範囲とされています。

低レベルの放射線には次のような効果が確認されています。

・抗酸化系酵素の活性化
・DNA修復活動の活性化
・P―53がん抑制遺伝子の発現
・免疫機能の活性化

実際に、ラドン濃度の高い地区に住む人は、活性酸素を消去する酵素の働きが活発で、がん抑制遺伝子P―53遺伝子の数値の高いことが確認されています。さらに岡山大学はラドン温泉と言われる三朝温泉を治療に使っています。

智恵その31　相互マッサージで癒やし合う

「手当て」という言葉からもわかるように、いちばん原始的な癒しの方法はスキンシップです。とくに、その中でも最も安心できる癒しになるのは、信頼できる人によるスキンシップです。スキンシップにより、前述したセロトニン神経が活性化して情緒が安定します。スキンシップの基本は、お母さんが泣く子の背中をさすったり、軽くたたいたりする方法です。そのときに「大丈夫だよ、きっと良くなるからね」と願いを込めてやるとよいでしょう。

ケアのためのスキンシップで最もよく知られる方法が「タッピングタッチ」です。タッピングタッチとは、指先の腹のところを使って、左右交互に軽く弾ませるように触れるシンプルなケアの手技です。欧米の医療・介護施設などではこのタッチの効用を利用したテクニックが公式に取り入れられています。

タッピングタッチの治癒的要素は大きく５つに分かれます。

①タッチ・ふれあい

ふれることで、不安を軽くする、免疫を高める、生活機能を改善する、心身の健康や満足感を高めます。

②左右交互の刺激

心理療法の世界では、左右交互の刺激は人間のストレスを軽減する効果のあることがわかっています。左右交互の刺激はタッピングタッチの大切な要素のひとつです。

③ゆったりとしたリズム

タッピングタッチの左右交互のゆったりとした刺激には、自然界にあふれていて心地よさを感じさせる作用のある「1／fゆらぎ」が含まれています。1／fゆらぎには、心身を整えてバランスを取り戻す効果があります。

④コミュニケーション

前述したように、カウンセリングで最も大切なスキルは「傾聴」です。タッピングタッチをすると、互いの信頼感が深まるので、相手も自分の気持ちなどを話しやすくなります。とくに話さなくても、タッピングタッチでふれあうことで、黙っていても互いの気持ちが伝わるようになります。ふれあうことで癒しにつながるコミュニケーションが成立します。

⑤経絡とツボへの刺激

東洋医学では、人間の体には経絡とよばれる気のネットワークがあり、そのネットワーク上にあるツボを刺激することで、気の流れを整えると考えます。タッピングタッチには、経絡とツボを軽く刺激する要素もあります。相手の気持ちのよいところを多めにタッチしてあげましょう。

こうした治癒的要素により、タッピングタッチには「心理的効果」「身体的効果」「人間関係における効果」が期待できます。

タッピングタッチは2人で行うのが基本です。タッピングタッチをする人はされる人の後ろに座ります。まず、肩甲骨の内側のあたりに両手を添えて、左右交互にタッピングしながら、他の箇所もタッピングします。そして、相手の好みを聞きながら、他の箇所もタッピングします。

また、体が痛いときやむくんだときは「アロママッサージ」がお勧めです。ローズマリー（抗酸化、血行促進）、ラベンダー（鎮痛、鎮静）、シダーウッド（リンパ循環促進）のエッセンシャルオイル3種類をブレンドして、肌に直接つけられるベースオイル（ホホバオイルやグレープシードオイル、ココナッツオイルなど）で薄めて患部をマッサージしましょう。その際、筋肉と筋肉の間を末梢から体幹に向かってマッサージすると効果的です。

人間のもつ自然治癒力を高める治療として温熱療法も良いでしょう。体を温めることによって細胞が活性化し、免疫力が高まります。熱によってがん細胞を死滅させたり、増殖を抑える効果も期待されます。

がんや難病の患者さんに対して、ハンディタイプの温熱治療器を使って背骨を中心とした背中への「注熱」を行う「三井式温熱療法」がお勧めです（『注熱でガン・難病が治る——三井式温熱療法のすべて』三井と女子、一光社）。ローラー式電子温きゅう器（成工計器株式会社）も、温熱に加えて全身のつぼ（経絡）を刺激できるのでとても効果的です。

患者さんの調子の良いときには、患者さんが家族にタッピングタッチやマッサージをしてあげましょう。その際、「いつもありがとう」と感謝を込めて行います。こうすることで、「自分は迷惑をかけてばかりで家族の役に立てない」という思いが軽減され、自己肯定感を強化することができます。その結果、「他人（家族）を愛する」→「自分を愛する」という正のスパイラルに結びつけることにつながり、がんの治療に良い影響を与えます。

06

Saving your family from Cancer

心のケア

第6章 心のケア

智恵その32 自尊心を守り育てる

がんの患者さんにとって「心のありよう」が病気の状態や体調にどれだけ影響を及ぼすかはもはや言うまでもありません。家族の方による心のケアは患者さんにとっての大きな救いになります。というよりも、本当の意味での心のケアができるのは身近な存在である家族しかいないと言ってもいいでしょう。

さて、第2章でお話ししたとおり、がんの患者さんには「自己肯定感」に乏しい人が少なくありません。そういう状態にある人が、治る見通しの立ちにくいがんという病気にかかると、家族に対して、あるいは社会に対して負い目を感じるようになり、よけいに自分を卑下し、悲観的な気持ちを強くします。

家族がそういった気持ちを理解せずに、否定的あるいは悲観的な言動をとると、患者さんはますます自己肯定感から遠ざかり、ネガティブな感情を増幅させて、そのストレスがさらに心と体を蝕んでしまいます。

それを避けるためには、患者さんの自尊心を守り、積極性を育てるような言動をするようにしてください。具体的には、「否定的な言葉を使わないこと」と「患者さんを褒めること」です。この2つを日頃から心がけましょう。

これは、ある意味で子育てと同じです。「これはダメ、あれはダメ」「どうしてできないの？」と悪いところを指摘し、押さえつけて育てた子どもより、「上手、上手」「よくできたね！」と褒めて伸び伸びと育てた子どものほうが自己肯定感の強い人間に育つのと同じです。

ただし、ここで注意しなければならないのは、患者さんを子ども扱いしないようにすることです。それも患者さんの自尊心を傷つけてしまいます。

まず、患者さんに何かを伝えるときは否定的な言葉を選ばず、肯定的な表現に変えるようにします。そのときに必ず、相手を気遣う言葉を付け加えるといいでしょう。また、「本当にすごいね」「えらいよね」「たいしたものだね」「できるなんて思わなかった」など、まずできたことをたくさん褒めてから、最後に気になることを1つだけ指摘するようにするのがポイントです。

たとえば、「どうして決められたとおりにお薬を飲まないの？　ちゃんとしないとダメじゃない！」ではなく、「体が辛くて大変なのに食事療法をきちんと続けて本当にえらいよね。1つだけ気になっていることがあるので聞いていいかな？　最近先生からもらった薬がちゃんと飲めてないような気がするんだけど、何か続けるのが難しい理由があるの？」というように、まずできていることを褒めてあげた後に、「あなたのことを心配しているよ」という気持ちを込めて、できていないところを指摘するように心がけましょう。

それから、褒めてあげる回数を増やせるように、患者さんができる家での仕事や役割をなるべく作ってください。もちろん、仕事をしてもらったら「ありがとう」の言葉を忘れずに。人は誰でも、自分が面倒を見られるだけの存在ではなく、誰かの役に立っているという実感をもつことで自信と自己肯定感を持つことができるのです。

また、患者さんのできる趣味を家族も共有するようにするとよいでしょう。その趣味に関しては患者さんが先輩ですから、いろいろと教えてもらうことによってコミュニケーションが円滑に図れると同時に、患者さんの自尊心が満たされることになります。

智恵その33　ペットを飼ってみる

患者さんが家族や社会に対して負い目を感じ、自己肯定感に乏しい場合には、犬や猫などのペットを飼ってみるのも一つの方法です。

アニマルセラピー（動物療法）という言葉を聞いたことがあるでしょうか？

アニマルセラピーとは、動物とのふれあいや相互作用から生まれる心理的効果、社会的効果、生理的効果を医療や福祉、教育の現場で活用する方法です。ペットを飼うことはアニマルセラピーの一形態です。がんの患者さんも小動物とふれあうことで治癒力が強化されることが確認されています。

その効果を一つひとつ説明しましょう。

①心理的効果

ペットは、飼い主の世話と愛情がなければ生きていけない弱い存在です。そんなペットを飼って自分で世話をすることにより、自己肯定感の乏しい患者さんも、「自分はこの子に必要とされている存在なんだ」という気持ちが自然にわいて、自尊心が満たされ、自己肯定感が強化されます。

また、病院での医者とのやりとりや病状の宣告などで精神的なダメージを受けたとき、そのストレスを誰よりも軽減してくれるのもペットです。

また、ペットの愛らしい仕草を見るだけで、患者さんばかりではなく家族にとっても日頃の疲れやストレスが癒されます。たとえば、二人きりの家族の場合には、万が一、一方が亡くなったときでも、独りになった喪失感や孤立感を軽減してくれるでしょう。

②社会的効果

患者さんはどうしてもこもりがちになるために、家族とのコミュニケーションが乏しくなり、孤立感を深めることになってしまいます。もしペットがいれば、日常のペットにかかわる話題（がんや治療以外の話題）がたくさん増えて話が弾み、家族間のコミュニケーションが円滑になります。「子はかすがい」と言われますが、家族と患者が疎遠になるのをつなぎ止める「かすがい」の大切な役割をペットが果たしてくれます。

③生理的効果

対人・対ペットの最高血圧比較図

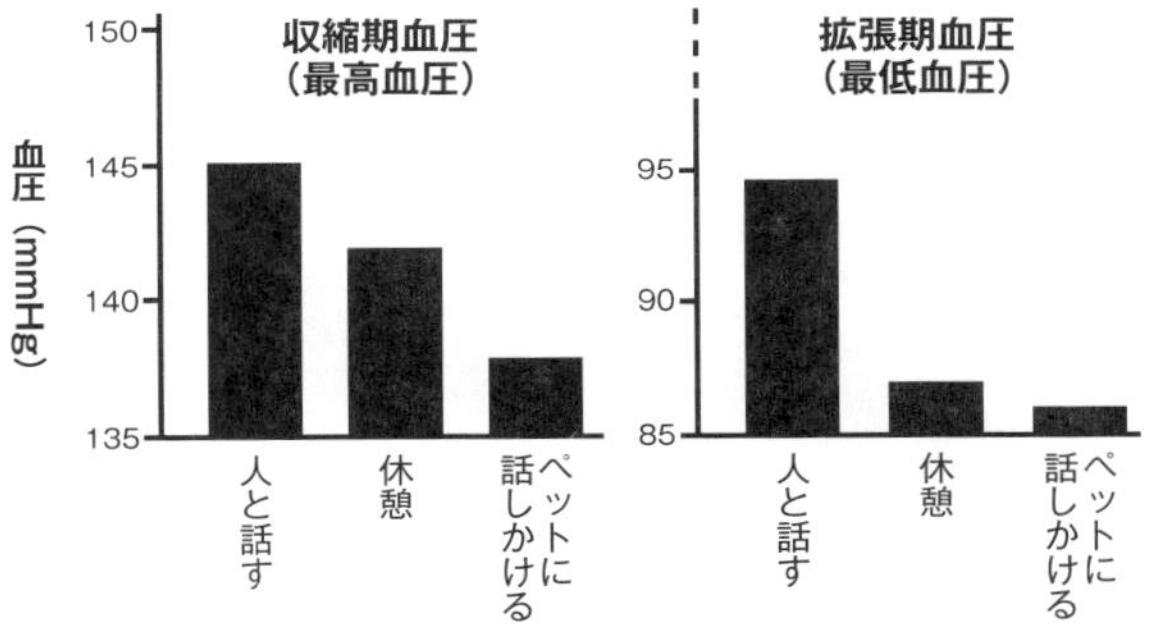

『あなたがペットと生きる理由』（ペットライフ社）より抜粋

ペットとの交流は自律神経系によい影響を与えます。ペットとのコミュニケーションによって、交感神経（ストレスの神経）優位の状態から副交感神経（リラックスの神経）優位の状態へと変化することが知られています。

有名な実験があり、人が他人と話をしているときに比べて、同じ人がペットに触りながら話しかけているときのほうが、血圧は低下することが立証されています。血圧は交感神経優位の状態で高くなり、副交感神経優位の状態で低くなります。

また、動物と接すると、人の脳内では「楽しい」という感情の源である「ドーパミン」という脳内の化学物質の分泌が増えるといわれていますし、動物とのスキンシップで癒しのホルモンと呼ばれ心の平安をもたらしてくれる脳内の化学物質「セロトニン」も高まります。

智恵その34 患者のために家族自身の心のケアも大切

がん患者さんの家族は、病気の当事者とはまた違った精神的・肉体的苦痛とストレスを受けるものです。愛する家族が病に倒れ、病気に苦しめられ、さらに治療に苦しめられているのを毎日なす術もなく見守り続けなければなりません。胸を締め付けられるような思いを抱いていても、誰にも理解されず、支えてもらえません。それどころか、自分が満身創痍で患者さんを支え続けていかなければならないのです。

がん患者さんの家族は「第2の患者」と言われます。多くの調査で、がん患者さんを抱える家族の2～3割に強い不安やゆううつの認められることが明らかになっています。家族にも患者さん同様、場合によってはそれ以上に精神的な負担がかかっているのです。

心身ともにつらい状態にある患者さんのことを思うと、つい自分のことは後回しになりがちですが、家族の方にはストレスを解消するために、心身をリフレッシュする方法をできるだけ幅広くもつように心がけてほしいと思います。

リフレッシュのために映画を観に行ったりショッピングに出かけたとしても、「家族が病気で苦しんでいるのに、自分だけがこんなことをしていていいのか？」という罪悪感にとらわれて楽しむことができないかもしれません。

でも、あなたがストレスで倒れてしまったら、いったい誰が病気の家族を支えるのでしょう？　あるいは、一緒に支えている他の家族にどれだけしわ寄せが行ってしまうのでしょう？

家族の精神状態は患者さんの精神状態に直接影響します。自分自身の内面のエネルギーの下がった人が、患者さんの内面のエネルギーを高めることができるでしょうか？

家族が自分の時間をもって心と体を癒し、リフレッシュし、内面のエネルギー（気）を高めておくことは、実は自分のためでもあり、病気の家族のためでもあるのです。それは、より効率的にサポートするために必要な取り組みの一つだと認識し、他の家族や患者さんともその認識を共有しておくことが大切です。

その際、大切なことは時間をいかにうまく作るかです。一日のなかで短くてもよいので自分だけの時間を作り、さらに週に１回はリフレッシュするために比較的長めの時間を作るように工夫してください。

そのためには他の家族と役割分担を話し合い、場合によっては知人やボランティアなどの援助を求めることも必要でしょう。そして、患者さんにも家族にも支援者にもきちんと理解と納得をしてもらった上で、うまく時間を捻出するようにしてください。

そして大事なのは、遊ぶときは思い切り遊ぶと決めて、メリハリをつけて時間を有効に活用する術を身につけることです。

智恵その35 「喜びリスト」を利用する

気持ちを前向きに保ち、自然治癒力を高めるためには、気（生命エネルギー）を高めるように努めることが大切です。逆にいうと、生命エネルギーが下がると、気持ちが後ろ向きになり、自然治癒力が低下してしまいます。

気を高めるための1つの方法として「喜びリスト」を作り、それを効果的に利用することをお勧めします。

喜びリストは、前述したサイモントン療法で非常に効果があると勧められている方法です。自分の人生に喜びをもたらすものに気づくことが、がんを克服するための第一歩になります。

では、喜びリストの作り方を説明しましょう。

家族の協力があると、喜びリストを簡単に作ることができます。まず、家族が紙とペンを用意します。患者さんに、生まれてからこれまでに経験したエピソードで、そのことを思い描くと嬉しい気持ちになって自然とニコニコしたり、幸せな気分になれることを思い出してもらい、それを聞いて書き留めます。

リストの内容は何でもかまいません。家族や大切な人との思い出、友人と過ごした時間、自然と触れ合った経験、運動、仕事、旅行、温泉、音楽鑑賞、映画鑑賞、観劇、買い物、おしゃれなど、なるべく具体的に聞いて書き留めてください。

後からイメージしやすいように、そのときに五感で感じたこと（たとえばどのように見えたか？　どんな匂いがしたか？　どんな音がしていたか？　どんな味だったか？　どんな肌触りだったか？　など）を聞き取って、それも一緒に書き留めておくとよいでしょう。

もし、そのエピソードが家族と共有できるものであれば、そのときの思い出を一緒に語り合い、思い出を共有しながらイメージを鮮明に定着できるように手助けしてください。

こうした喜びリストはできれば５つ以上挙げてもらいます。リストの中身は多ければ多いほどよいでしょう。それが健康のバロメーターです。

書き留めたメモは、何枚もコピーして、本人と家族が身につけておくとともに、部屋やトイレの壁など見えやすいところに貼っておきます。患者さんはこれをできるだけ頻繁に見て、明るく前向きな気持を保ち、気を高めるように努めましょう。本人だけでなく、家族も共有できるエピソードをときどき語り合って、ともに気を高めるようにします。

患者さんの気持ちが後ろ向きになっているときは、少しでも心が和んだり癒されたりしてほしいという気持ちを込めて、家族がエピソードを読んで聞かせてあげるとよいでしょう。

智恵その36 イメージ療法でワクワク感を高める

実は、この喜びリストは「イメージ療法」の一つです。

自分にとって楽しいことが起きていることをイメージすると、そのエネルギーが自然治癒力を高め、癒しとして働きます。

究極のイメージ療法は、「自分はもう完治して健康に戻れた」とイメージするか、逆に「自分は一度がんで死んで今日から生まれ変わった自分が新しくスタートする」と強くイメージすることです。

そのイメージを持って患者さん本人と家族が話し合い、健康に戻った自分、あるいは生まれ変わった自分は新たに与えられた時間を使って何をしたいのかを考え、家族の力を借りて少しずつでもいいのでその実現を目指しましょう。

たとえば、「生まれ変わった自分は、これから世界一周の旅に出るんだ！」と決めたとしましょう。たとえ体調が悪く、動けない状態だったとしても、いまはその準備段階と位置づけて、家族に海外旅行のパンフレットやガイドブックを買ってきてもらい、体調のいいときを見つけて少しずつ計画を立てるのです。多くの人が、実際に旅行に行くことよりも、旅行の計画を立てているときに喜びを感じているといいます。そうすることで、想像の翼を広げて、楽しい、ワクワクした時間を過ごすことができます。

気を高め、自然治癒力を高めるのにいちばん必要なのは、実はこの「ワクワク感」なのです。

もし、患者さんが寝ても覚めても病気や治療のことばかり考えているとしたらどうでしょう? 絶対にこのワクワク感を実感することはできません。

イメージの力を駆使してワクワク感を実感すれば自然治癒力を高めることができます。それもなんとお金をかけずに! その効果を患者さんと家族がよく認識して実行することは、心身のコンディションを良い状態に保つだけではなく、心豊かな人生を全うするためにとても大切なことなのです。

智恵その37 治療が人生の目的にならないようにする

たとえ病気であっても、健全な人生の目的を立て、それを実行することは可能です。そもそも私たちの人生の目的は、幸福を求め、それを実現することに他なりません。もちろん幸せの形は人それぞれで違いますが、少なくとも病気になる前には誰でも人生の目的を持ち、こんな幸せな人生を歩んでいきたいというイメージを持っていたはずです。

ところが、病気になった途端に、そうした幸せのイメージはどこかに飛んでいってしまい、それこそ寝ても覚めても病気や治療のことばかりを考え、まるで治療が人生の目的のようになってしまう患者さんや家族がたくさんいます。もちろんそれも無理のない話でしょう。でも、よく考えてみてください。それでは、せっかくこの世に生を受けたのに自分の人生を全うすることができず、何のために生きているかわからない、大変不幸な状況だと言えるのではないでしょうか。

では、どうすればよいのでしょう?

重要なのは、病気を治すこと（治療やセルフケア）は決して「人生の目的そのもの」ではなく、「人生の目的を果たすための通過点」にすぎないことを患者さん本人も家族もきちんと認識することです。

そのためには、通過点を過ぎて健康を取り戻したら、そのときに自分はどんな人生を歩み、幸せを実現するかという明確なイメージ、あるいは具体的な夢や目標など最終ゴールを患者さんと家族で再設定することが大切です。

再設定というのは、「自分（あるいは家族）が病気になってしまったから、以前抱いていた夢や目標は諦めるしかない」という後ろ向きの意味では決してありません。

「病は恵みである」という言葉があります。病気になって初めて気づくことがたくさんあります。自分が、あるいは家族が病気にならなければ決して得られなかった思いや体験、出会いなどがあり、そのなかからもっと自分らしい生き方や本当に自分のやりたいと思う夢や目標を必ず見つけることができるはずです。

帯津三敬病院名誉院長・日本ホリスティック医学協会会長の帯津良一先生が言っているように、人は日々向上する存在であり、病気をして成長し、より高いステージに上がっていくのです。病気などこの世でのいろいろな苦労にはすべて意味があり、それらは自分を向上させるための試練だと考えましょう。

実際に、病気を克服した人のなかには、「病気を経験して初めて生きている素晴らしさを実感できるようになった」とか「病気になる前よりも幸せな人生を送れている。だから、自分は病気になったことに感謝している」と話してくれる方がたくさんいます。

これがまさしく「病は恵みである」の本当の意味です。

ぜひ一度、患者さんの体調のよいときに、家族全員で通過点を過ぎた後のそれぞれの幸せのイメージや、それぞれの夢や目標について話し合ってほしいと思います。そうすることで、いま以上に家族の目指すベクトルが揃い、一体感がより醸成され、家族の絆が深くなって、辛い今日をみんなで乗り越えて明日に向かって進むためのパワーを手に入れることができるはずです。

智恵その38　本やCDで患者と心の拠り所を共有する

病気は人生の糧であり、自己実現のための試練であるという境地に達するのは一朝一夕にはできないかもしれません。多くの人が、「病は恵みである」という考えに至るまでにはさまざまな苦しみを通り抜けてきたはずです。

がんという病気を通過点と考え、それを克服していまよりも幸せな生き方をして人生を全うするという信念を強化するためには、さまざまな人の言葉に耳を傾けて「気づき」を得ることも一つの方法です。

私がライフワークとして「がん患者サロン」を長年にわたって続けてきたのも、患者さん同士がお互いの交流を通じて、希望や勇気を共有し合いながら、さまざまな気づきを得て人間的に成長し、前向きになり、それぞれの生を全うする姿をたくさん見てきたからです。

このように、同じ病気の患者さん同士が互いに話し合い、悩みを相談し合いながら、病気と闘う勇気を得ていく方法をグループ療法といいます。グループ療法は、がん患者さんの新しい治療法としてスタートしたものです。私は、患者さんにはできるだけ外に出て、患者会などのサポートグループやがんサロンに参加してほしいと考えていますし、家族の方も患者さんにぜひそう勧めていただきたいと思います。

ただ、身近にサロンや患者会がなかったり、外出する気力や体力がないなど、患者さんの置かれた環境や体調などによって、積極的に他の患者さんと交流して気づきを得ることが難しい場合もあるでしょう。

そんなときには、心の拠り所となる本を探して読んでほしいと思います。本を読むだけの気力や体力がない場合は、CD(ブック)を聞くのもよいでしょう。私の母も病床でよく聞いていました。

このときに、患者さんだけでなく家族にもぜひ同じ本を読んでほしい(またはCDを聞いてほしい)と思います。第2章の「家族とともに成長をめざす」の項でもお話ししたとおり、患者さん本人にとっても家族にとっても病気という「試練」は、実は「学び」のチャンスでもあるからです。家族も試練のときに本やＣＤでさまざまな気づきを得て人間的に成長し、試練に負けない強い心を持つことは、患者さんを支えていくためにとても大事なことです。

このようにして、患者さんと家族が同じ心の拠り所を共有できたとしたら、そこからより強い信頼感や一体感、そして強い絆が生まれ、家族全員で病気を克服してよりよい明日に向かって心を合わせる土台の部分を固めることができるでしょう。

これまでの経験をもとに、お奨めしたい本とＣＤ、ＤＶＤをリストアップしました。参考にしていただければ幸いです。

【お奨めの本】

『「いのち」が喜ぶ生き方』矢作直樹（青春出版社）
『道をひらく』松下幸之助（ＰＨＰ研究所）
『歎異抄をひらく』高森顕徹（１万年堂出版）

『なぜ生きる』高森顕徹監修（1万年堂出版）
『聖書を読むという快楽――「私」に与えられた思索のことば』曽野綾子（青萠堂）
『超訳ブッダの言葉』小池龍之介編訳（ディスカヴァー・トゥエンティワン）
『神との対話〈1〉～〈3〉』ニール・ドナルドウォルシュ、吉田利子訳（サンマーク文庫）
『求めない』加島祥造（小学館）
『心配事の9割は起こらない――減らす、手放す、忘れる「禅の教え」』枡野俊明（三笠書房）

【お奨めのCD】
『いのちの説法』瀬戸内寂聴、ほほえみ倶楽部
『語りおろし全集』五木寛之、ユーキャン
『いのちの言葉』日野原重明他11名、ユーキャン
『こころの花』（名僧法話シリーズ）、松原泰道他9名、ユーキャン

【お奨めのDVD】

『サイモントン療法』カール・サイモントン、ＮＰＯ法人サイモントンジャパン

智恵その39　執着気質と不安気質のストレスコーピング

がんの大きな原因の一つは慢性的なストレスです。がんを発症する人の多くがストレス気質を持っています。さらに、ストレスはがんの経過にも強く影響を与えます。ストレス状態が慢性的に続くと、がん細胞の増殖にブレーキをかけているｐ—53遺伝子がフリーズしてしまい、がん細胞の暴走を止めることができなくなります。

その結果、がんを発症してしまったり、がんが悪化したりします。

１９９５年に筑波大学大学院・宗像恒次教授が、がんの認知行動療法としてＳＡＴ療法を開発しました。これは1対1カウンセリングによるイメージ療法の一つで、患者さんの人生に向き合う態度や考え方、それに伴う行動を変えていくことで、がん克服に重要な免疫力や遺伝子防衛力を高めることを目的としています。その具体的な方法として、患者さんの遺伝的なストレス気質に注目します。

ストレスをためやすい気質には大きく2つのタイプがあります。一つは「不安気質」で、

もう一つが「執着気質」です。どちらも、ストレスが蓄積しやすい気質のネガティブな側面が極端に強調された心理傾向で、がんの患者さんに共通するストレス気質です。

「不安気質」というのは、ちょっとしたことにも緊張し、恐れを感じる心理傾向の持ち主です。いわゆる怖がりタイプで、日本人の7割がこの気質をもつと考えられています。

一方の「執着気質」は、いわゆる完全主義者タイプです。何かをやり始めると完璧を求めてしまいます。日本人の半分はこのタイプだと見られています。自分にも他人にも完全を望み、それが達成されないとそのフラストレーションがストレスを蓄積させます。

こうしたストレス気質は患者さん自身だけでなく、家族がどういうタイプかによって患者さんにさまざまな影響を与えます。

患者さんの心の負担を軽くするために、家族であるあなた自身と患者さんの「気質」（考え方のクセ）を知っておき、お互いのコミュニケーションを円滑にする方法を学ぶとよいでしょう。

左の表に示したのは、この不安気質と執着気質のチェック表です。このチェック表を利用して、患者さんと家族それぞれが不安気質か否か、執着気質か否かを確認してストレス

不安気質と執着気質チェック表

◆普段のあなたに該当するところに○を付けてください。

気質	項目	はい	いいえ
執着気質	何事にも生真面目に取り組まないと気がすまない方である	はい	いいえ
	自分の責任を果たすために、無理をしてでも誠実に行動する方である	はい	いいえ
	やり始めたら、完全を求める方である	はい	いいえ
	与えられた自分の役割に対して、いい加減に取り組むことはできない	はい	いいえ
	決まり事を守らない人を認められない方である	はい	いいえ
	計		
不安気質	心配性な方である	はい	いいえ
	神経質な方である	はい	いいえ
	思い込みやすい方である	はい	いいえ
	一度不安になると、いろいろ悩んでしまうところがある	はい	いいえ
	疑いが生じると妄想的になるところがある	はい	いいえ
	計		

「はい」を1点、「いいえ」を0点として、それぞれの合計を欄に書き入れてください。計4～5点は該当気質で、3点は準該当気質ですが、気質にはそれぞれ重複気質があります。

出典
宗像恒次 小林啓一郎『健康遺伝子が目覚めるがんのSAT療法』（春秋社）より抜粋、改変に対処してください。

患者さんと家族がどちらのタイプかによってストレスコーピングの方法も異なります。コーピングというのは、「対処法」「適切に対処する」という意味です。つまり、ストレスコーピングはストレスへの対処行動を指します。

不安気質のタイプの人が陥りがちな考え方は、「きっと~に違いない」というマイナスイメージの決めつけをしてしまうことです。自己対処法としては、これを「必ずしも~とは限らない」というふうに考え方を変えることが効果的です。

これに対して執着気質の人の考え方の特徴としては、何事に対しても「~ねばならない」「~すべきである」といったように強迫観念が強い傾向にあります。そこで、これを「~できればいいや」と希望的・楽観的に考えるようにすることが大切です。

智恵その40 患者と家族のストレス気質による対応の違い

次に説明するのは、それぞれのタイプによる注意点です。これを参考にして、患者さんと家族の間に生じるストレスをできるだけ軽減するように努めてください。

患者が「不安気質」で家族は「不安気質」でない場合

不安気質の患者さんは、不安や恐怖、思い込み、妄想からパニックを起こすことがあります。それを未然に防ぐためにも、家族はしっかり様子を見て、不安げな素振りを見せたときには積極的に声をかけて、じっくりと話を聞いてあげましょう。その際、「そういうふうに考えてしまうのも無理はないけれども、◯◯というふうにも考えられるんじゃないかな？」と言って、なぜ◯◯と考えられるかの理由を付け加えて、思い込みや妄想を解いてあげるようにしてください。

また、不安な気持ちになったときには、自分自身で「大丈夫だよ」という言葉を何回も繰り返すと心が落ち着きます。そのことを患者さんに話して、日頃から実践してもらうとよいでしょう。

家族が「不安気質」で患者は「不安気質」でない場合

家族が不安気質である場合は、患者さんに対して不安な気持ちを抱いても、それをストレートにぶつけないように注意しなければなりません。家族の不安が患者さんに伝わって、本来不安気質ではない患者さんも不安に思ってしまう可能性があるからです。

そのためには、不安な気持ちが生じたときには、自分自身で「大丈夫だよ」という言葉を何回も繰り返し、心を落ち着けてから患者さんに接する習慣をつけたいものです。

また、不安気質ではない別の家族がいる場合には、その家族にまず自分の不安を聞いてもらい、それが単に思い込みや妄想であることに気づき、不安を解消してから患者さんに接するようにするのもよいでしょう。

患者も家族も「不安気質」の場合

どちらも不安気質の場合、2人だけで話をしても不安が増幅されるだけなので、もう1人、不安気質でない人を交えて話をするように心がけます。あるいは、家族がまず、不安気質でない人（家族や友人など）に相談して、自分の考えが思い込みや妄想であることを理解し、不安を解消してから患者と話すようにしましょう。

患者が「執着気質」で家族は「執着気質」でない場合

患者さんが執着気質である場合、何かうまくいかないことがあると、自分自身を不満に思ったり、自分に失望したりしがちです。そんなとき、家族はそのことに関して決してプレッシャーをかけず、あまり考えすぎないように慰めることが必要です。そして、自分自身で「まあ、いいか」という言葉を何回も繰り返すと心が落ち着くことを患者さんに話して、日頃から実践してもらうようにしましょう。

また、患者さんが家族に対して「〇〇してほしい」という厳しい要求や「なぜ、あなたは私に〇〇してくれないのか」という不満を言ってきたとしても、「そういう気質なのだから仕方がない」と思うようにして、できるだけ寛容に接するように努めることが大切です。

家族が「執着気質」で患者は「執着気質」でない場合

家族が執着気質だと、患者さんにも完全を求めてしまいがちです。家族は自分にも相手にも厳しいところのあることをしっかり認識し、患者さんが何かうまくできずにいるのを見ても、不満に思ったり、がっかりせず、寛容に振る舞うように心がけてください。

患者さんに決してプレッシャーをかけないことが大切です。「他人は自分と同じようにはできない」「自分と同じように完璧を求めているわけではない」ということを肝に銘じ、たとえ患者さんが自分の思い通りに行動できなかったとしても、決してイライラしたり、責めたり、自分の考えを押し付けないように注意することが必要です。

患者さんに関して、何か不満や落胆の気持ちを感じたときには、それを患者さんにぶつけないで、まず自分自身で「まあ、いいか」という言葉を何度も繰り返し、いったん咀嚼して心を落ち着けてから患者さんに接する習慣をつけましょう。

患者も家族も「執着気質」の場合

お互い、自分にも他人にも厳しいタイプだということを理解し合って、お互いがお互いを許し合うことがストレスを感じずに過ごすことができる最良の方法です。そのことを認め合うことからスタートします。もし、どちらかが自分や相手に対して不満をもったり、怒りを覚えたり、落胆したときには、もう一方が自分自身で「まあ、いいか」という言葉を何回も繰り返し、自分の心を落ち着けてから相手を諭すようにしましょう。

07

Saving your family from Cancer

もし家族が余命宣告を受けたら

第7章 もし家族が余命宣告を受けたら

智恵その41 「余命宣告」のからくりに惑わされない

余命宣告。それは患者さん本人にとっても家族にとっても、本当に辛いものです。そのとき平常心を保てる人はまずいないでしょう。

しかし、余命の数字に縛られて絶望して後ろ向きの気持ちになるのは得策ではありません。ショックな気持ちを落ち着けて、少しだけ冷静になってください。

まず、医師が下す余命宣告の背景と本当の意味を理解する必要があります。そして、そのからくりに惑わされず、希望を捨てないで前向きにリスタートすることが大切です。

余命を正しく理解する鍵の一つは、医師が余命を宣告するときによく使う枕言葉と常套句のなかに隠されています。

余命宣告は次のように行われるのが普通です。

最初に医師のほうから「当院でできる限りの治療をさせていただきましたが、これ以上手立てがありません」と切り出します。そこでショックを受けた患者さんあるいは家族がたまらずに、「先生、あとどれくらい生きられるのですか？」と尋ねます。それに答えて、医師が「○○さんの場合、長く見積もってもあと△か月ですね」と具体的な余命を宣告するというケースがほとんどです。

ここで第一に知っておいてほしいのは、「できる限りの治療」とはこの場合あくまでも西洋医学の通常療法（３大療法）だけを意味しているということです。

西洋医学の医師側は自分で治す力（自然治癒力）の存在も、セルフケアや心のケアが自然治癒力を高めも弱めもするという事実も一切認めていないので、「このまま無為に通常療法を続けた場合」という仮定が前提になっています。

この場合の患者側も、西洋医学のみを信じて「治してもらう」という意識で病院や医師に依存し、「手立てがない」と宣告されて、それでもあきらめきれずに辛い治療をさらに続けた集団が対象になっています。

はっきり言いましょう。西洋医学における通常療法に頼らなければ、実はもっと長く生きられるケースがほとんどなのです。とくに、抗がん剤は認可の際に投与後の平均生存期間をデータとして出します。医師はそのデータを拠り所に、「この抗がん剤を使ったから生存期間はあとこのくらいだろう」と考えて余命宣告しているだけです。抗がん剤の使用に限らず、医師の行う余命宣告はあくまでも統計的な平均や医師自身の経験から推測しているにすぎないのです。

余命宣告後に3大療法をやめてからの余命に関する情報を持っているのは実は緩和ケアの医師です。しかし、緩和ケアを受ける人は通常、生きることをあきらめ、絶望感を抱いて日々を暮らす人が多いので、希望を持って前向きに生きる人に比べると余命はかなり短く見積もられることになります。第2章で紹介したアイゼンク教授の調査データでもわかるように（P46〜47）、希望を持って前向きに生きることで明らかに予後はよくなります。

実際に、末期で転移があっても再発がんでも、余命宣告を受けてからそれ以上に長く生きている方がたくさんいます。なかには、余命半年と言われながら生還し、10年、20年と生き続けた人もいます。

そもそも、いくら医師でも、「あと半年」「あと3か月」などと、個々の患者さんに本当に残された時間などわかるわけがありません。しかし、患者さんも家族も、医師の言ったことは真実だという前提で物事を判断してしまいがちです。

たとえば、余命３か月と宣告されると、本当に３か月程度で亡くなってしまうことも少なくありません。それは多くの場合、医師の言うことを鵜呑みにして、「自分は３か月で死ぬ」とマイナスのイメージを抱いてしまい、あきらめ、絶望してしまったからに他なりません。

さらに、余命宣告には第二のからくりがあります。

病院側の事情で、余命は故意に短めに見積もられることも知っておいてください。

たとえば、余命３か月と宣告したのに２か月で亡くなってしまったら、医師としての立場がありません。病院側としては、「なぜ、１か月も生存が短かったのか」と医療訴訟を起こされる可能性も恐れます。ですから、そのようなことにならないように病院や医師は危機管理として短めに宣告するのが一般的なのです。

「患者に希望を持ってもらおう」とあえて長めに余命を宣告するようなお人好しの医師はまずいないと考えていいでしょう。

医師にしてみれば、余命3か月と宣告して6か月生きた場合、「先生のおかげで半年持ちました」と感謝されることがあっても、恨まれることはありません。

しかし、3大療法に頼らず、代替医療やセルフケアを行い、希望を持って日々を過ごせば本当は5年、10年と生きたかもしれないのです。

患者さんも家族も、医師に「余命○か月です」と宣告されても、決してその言葉どおりに受け取らないようにしてほしいと思います。

智恵その42 医者に見放されたらチャンスだと考える

余命宣告のからくりを知れば、医師から余命を告げられて絶望するのがなんとばかばかしいことか、おわかりいただけると思います。

医師に余命宣告されたら、むしろ自分自身の人生や生活を見直す絶好のチャンスが来たと、前向きに考えるようにしたいものです。

人は誰でも命に限りがあります。みんなそのことを知っているのに、普段は知らないふりをして、まるで永遠に生きることができると思い込んでいます。だから、なんとなくその日一日を無為に生きています。なんと、もったいないことでしょう。

もし、命に限りがあることを意識させられるきっかけがあれば、きっと一日一時もおろそかにせず、もっと一生懸命に、もっと丁寧に人生を全うしようとするはずです。

生きること、死ぬこと、余命に関してそういった考え方ができれば、「もう半年しか時間がない」という発想が「まだ半年も生きられる」という発想に変わるでしょう。医師の忌まわしい呪縛の言葉も「人生が限りあるものだと気づかせてくれたありがたい言葉」に変わり、まるでオセロのように黒い駒（絶望）を一気に裏返しにして白い駒（希望）に変えることができるのです。

前項で解説したとおり、医師が宣告する余命はかなり短めに見積もられています。余命宣告を受けたら、まずは余命とされるその日までは必ず生きられると信じて、一日一日を大切に過ごすとともに、その間に自分が本当やりたいことに集中して取り組むことをお勧めします。

そして、余命宣告の当日が過ぎたら、そこから先は神様がプレゼントしてくれたおまけの日々と思い定めて、感謝の心を持って生きることです。そういう考え方、生き方の変化がP―53遺伝子のスイッチを入れ、がん細胞の増殖にブレーキをかけて、がんが自然に消えていくことにもつながるのです。

余命宣告を受けて医者から見放されることにはもう一つのメリットがあります。

それまでは病院へ行けば必ず手術や放射線治療、化学療法のいずれかをノルマのように勧められ、自然治癒力を高める代替療法やセルフケアをしたいと医師に相談しても「治療の妨げになるからやめておきなさい」と断られます。しかし、余命宣告を受けたら一転して3大療法のノルマから解放されて、誰にも邪魔をされずに自分のなかにある自然治癒力を最大限高めることに集中できるのです。

家族は、まず「余命宣告を受けた後、自分の治る力を信じてがんを克服した人は実は数多くいる」という事実を前向きに受け止めましょう。そして、必ずがんを克服できると信じて、患者さんを支え、ピンチをチャンスに変えるように患者さんを励ましていくことが何よりも大切です。

自然治癒力を最大限に引き出すための食事療法など体のセルフケアや心のケア、代替療法については私の前著（『がんが自然に消えていくセルフケア』）やたくさんの書籍が出版されているので、患者さんとともに納得のいく方法を見つけて日々実践してほしいと思います。

医師が３大療法では手の施しようがないと判断すると、はっきりとは言わないかもしれませんが、病院側としては「できれば、もう退院してほしい」と考えます。誤解を恐れずに言えば、〝お金になる治療〟がもうできないからです。

患者側も医者に見放されたと考え、「もうこの病院では診てもらえない。これからどうすればいいのか」と不安になります。それで途方に暮れてしまい、がん難民になってしまうケースが少なくありません。

では、医師から余命宣告を受けた後、病院とはどのように付き合えばいいのでしょう。次項ではそのことについてお話しします。

智恵その43 緩和ケア外来を上手に利用する

最近は、住み慣れた自宅で、できるだけ普段どおりの生活を送りながら療養するほうが自分らしく過ごせるという考えから、在宅での治療を選ぶ人が増えています。

余命宣告を受けた後も、まだ比較的元気で自宅にて過ごせるようであれば、緩和ケア外来で定期的に診てもらうのも一つの選択肢です。

がん医療における緩和ケアとは、がんにともなう体と心の痛みなどの辛い症状を和らげ、療養上の気がかりを解決し、その人らしく生活することを大切にする考え方です。

緩和ケアと聞くと、緩和ケア病棟に入院するという印象があるかもしれませんが、自宅から外来に定期的に通い、3大療法はせずに、がんの進行によって現われる痛み、むくみ、食欲不振などのさまざまな症状に対処して、ＱＯＬ（クオリティ・オブ・ライフ、生活の質）を維持することができます。

少し乱暴な比喩かもしれませんが、執行猶予がついている間に、辛い症状をできるだけ抑えて自然治癒力を最大限に高め、がんに打ち克つだけの気力と体力を蓄える作戦です。

緩和ケアというと、いわゆる終末期の医療、あるいは看取りのケアといった後ろ向きで絶望感をともなう守りのイメージが強いかもしれません。しかし、それはあくまでも自然治癒力の存在を認めていない病院側の定義にすぎません。

それに、最近は緩和ケアの考え方が変化しており、多くの病院で、がんが進行していない段階からでも苦痛になる症状をとるために緩和ケアを受けることが可能になっています。

私たちの体には生まれたときから自分で治る力が備わっており、その自然治癒力を最大限に発揮できれば必ず道は開けると信じれば、起死回生のための医療、あるいはサバイバルのための医療という前向きで希望をともなう攻めのイメージで緩和外来を利用することができるはずです。

万が一、病状が進んで自宅で生活できなくなっても、緩和ケア病棟に入院したり、在宅診療に切り替えてそのまま自宅で介護サービスを受けながら家族との生活を継続することも可能です。

緩和ケアを受けたい、話を聞きたい場合は、各都道府県にあるがん診療連携拠点病院の相談支援センターなどに連絡するか、近くの病院に緩和ケア外来や病棟があるかどうかをホームページなどで確認しましょう。

智恵その44 在宅診療システムを活用する

あなたの自宅の近くにもし緩和ケア外来がない場合には、近くに往診をしてくれる病院を見つけてかかりつけ医になってもらい、定期的に受診しながら、在宅療養を続けることもできます。

日本在宅ホスピス協会が運営するサイト「末期がんの方の在宅ケアデータベース」http://www.homehospice.jp/にアクセスし、あなたの住まいの住所を入力すれば、かかりつけ医になってくれる医療機関を検索することができます。「末期がん　データベース」のキーワードでも検索できます。

このデータベースには、それぞれの病院（医師）の受け入れ条件やどこまでの処置をしてくれるかなどについて、次のような項目が詳しく掲載されています。

・受け入れ可能な患者さんの条件

・在宅ケアを行う方針
・在宅ケアの具体的内容――医師の訪問、訪問看護師の訪問、医師・看護師以外の専門職の訪問
・在宅ケアで行う医療内容――痛みの緩和法、在宅酸素療法、栄養・補液（経鼻栄養、胃ろう、点滴など）、検査、その他の医療処置）
・入院施設との連携
・その他の提供サービス

緩和ケア外来やかかりつけ医を定期的に受診しながら、がんに打ち克つ気力と体力を蓄えてがんとの共生や自然退縮をめざしても、残念ながら病状が悪化する局面を迎える場合もあります。その際、患者さん本人が緩和ケア入院施設やホスピスではなく、住み慣れた自宅での生活を続けたいと希望した場合には、介護保険を利用して在宅支援を受けることができます。家族がその手続きを進めましょう。

智恵その45 介護保険を使って在宅支援を受けるには

介護保険を利用して在宅支援を受けたいときは、次のような手順で手続きを行います。

①ソーシャルワーカーに相談する

まず身近な相談相手として最適なのは、病院や地域包括支援センターに勤務している「ソーシャルワーカー」です。地域包括支援センターというのは、介護保険法で定められた機関で各区市町村に設置されています。

ソーシャルワーカーの仕事は、病気やけがなどから生じるさまざまな問題（公的制度の相談、療養の不安、療養場所の相談、病院機能の相談、医療費の相談、リハビリの相談、社会復帰の相談など）に対して、治療者（医師）とは異なる立場から、患者さんや家族に対して相談や支援を行うことです。病院内外の各種機関や他の専門職と連携をとりながら、親身になって患者さんと家族を支援してくれるはずです。

②要介護・要支援の認定を受ける

介護保険を使って在宅支援を受けるためには、まず要介護または要支援の認定を受ける必要があります。申請先は、市町村の介護保険担当課、地域包括支援センター、居宅介護支援事業者（利用者が最適な介護サービスを受けられるよう、相談を受けたり、各介護サービス提供事業者と調整を図ったりする在宅介護の拠点となる事業者）、介護保険施設のいずれかに、「申請書」「健康保険証」「介護保険証」を提出します。介護保険証を持っていない場合は、市町村に申請すればすぐに発行してくれます。

③聞き取り調査と主治医の意見書作成

申請が済んだら、市町村の担当職員が患者さんの面会に訪れ、心身の状態や日常の生活環境などの聞き取り調査をします。それと同時に、主治医（申請書に、主治医の氏名・医療機関名をあらかじめ記載しておく）に意見書作成が依頼されます。

④要介護度の認定・通知

この聞き取り調査の結果と意見書をもとに、認定審査会が行われ、聞き取り調査から約1か月後に審査結果の通知が自宅へ届きます。

要介護度は、心身の状態が重い順（行われる介護が手厚い順）に、要介護5、4、3、2、1、要支援2、1となります。

⑤ケアマネージャーの選定、ケアプラン作成

介護保険サービスの申請が済んだら、「ケアマネージャー」を選んで居宅介護の準備（ケアプランの作成）を進めます。

ケアマネージャーとは、介護保険利用者からの相談に応じて、利用者の希望や心身の状態に合ったサービスができるように調整してくれる介護の専門家です。居宅介護支援事業所に所属しているので、市町村の介護保険担当窓口、または地域包括支援センターや病院のソーシャルワーカーに相談して紹介してもらうとよいでしょう。

智恵その46　患者・家族双方のために介護サービスを利用する

近年、がん患者さんなどの自宅療養を支援するさまざまな在宅介護サービスが整備されています。積極的に利用することで、患者さんが安心して療養生活を送ることができますし、家族の負担は軽減されます。

がん患者さんが利用するのに便利なサービスとしては主に次のようなものがあります。

①医師の訪問診療

医師が定期的に往診して診察します（前述のかかりつけ医の存在が必要です）。

②訪問看護

医師の指示のもと看護師が訪問し、床ずれの手当てや点滴など必要な処置をします。

③訪問介護

ホームヘルパーが訪問し、食事・入浴・排泄のお世話、衣類やシーツの交換などの身体介護や、部屋の掃除、洗濯、買い物、食事の準備などの生活支援を行います。

その他必要に応じて次のようなサービスも利用できます。ただし、利用の可否や利用可能回数など細かい条件は要介護・要支援度で違うので、あらかじめ確認する必要があります。

④訪問入浴介護

移動入浴車などで訪問し、入浴の介助を行います。

⑤訪問リハビリテーション

理学療法士、作業療法士、言語聴覚士といったリハビリの専門家が訪問し、機能回復訓練を行います。

⑥福祉用具のレンタルサービス

車椅子や歩行器、電動ベッドなどのレンタルを行います。料金は、要介護・要支援度に応じた支給限度額の範囲内で、利用料の１割が自己負担となります。

⑦特定福祉用具の販売サービス

腰掛け便座、入浴補助用具、簡易浴槽などを販売するサービスです。対象は要介護１以上の認定を受けた方です。自己負担は同様に１割です。

⑧居宅介護住宅改修サービス

対象は要介護1以上の認定を受けた方で、1割の自己負担で利用できます。

さらに、通所介護（デイサービス）や短期入所生活介護（ショートステイ）では、同居の家族に急な用事や病気・けがなどがあった場合、日帰り（デイケア）や宿泊（ショートステイ）で患者さんを預かって看てくれます。家族の休息のために利用することも可能です。

こういった支援はレスパイトケアと呼ばれ、介護家族の休養のためのサービスとして定着してきています。

第6章でも説明したとおり、家族が心身の健康を保つことが患者さんを支援するためには欠かせません。自責の念をもたずに、積極的に休息・リフレッシュしてください。とてもありがたい支援サービスなので、覚えておいて上手く利用することをお勧めします。

なお、がん患者さんと家族がこうしたサービスを使って在宅でどのように日常生活を送ることができるのかをよくイメージできるノンフィクションの読み物として、平野国美医師の書いた『看取りの医者』（小学館）があるのでぜひ参考にしてほしいと思います。

智恵その47

口から食べることの大切さ

がん患者さんが在宅療養をする際に、家族にとって不安になることの一つが「食事」ではないでしょうか。患者さんのために三度三度の食事を用意するのは大変です。しかし、家族の方にぜひお願いしたいのは、安易に経管栄養や点滴などに頼らないでほしいということです。

患者さんの体調が悪化して食が細くなったり、嚥下機能に障害が出ても、家族はできるだけ口から食べさせて、命をつなぐ工夫をしていただきたいと思います。

がん患者さんにとって、自分の口から食事をすることは、単なる栄養補給にとどまらず、喜びや楽しみをもたらし、生きる原動力になります。

栄養学的な視点で考えると、食品には私たちが想像する以上の機能があります。それは、まず、エネルギー・栄養素の摂取という「栄養機能」（一次機能）、おいしさ・嗜好性という感覚機能（二次機能）、疾病予防・健康の維持増進という生体調節機能（三次機能）です。これに加えて、最近は四次機能が注目されています。それは、「食を通じて得られるプラスの感情・心理的効果」です。自分で食事をすることがいかに生命予後に関係するかといったことについての研究も進んでいます。

また、口から食べること（経口摂取）の利点も明らかにされています。それは次のようなものです。

・自然な栄養補給法で特別な器具を必要としない。
・栄養成分が量的にも質的にも豊富で制限がない。
・食欲と味覚が満たされ精神的満足感が得られる。
・生きる（病気と取り組む）原動力となる。
・生理的で、栄養補給に伴う内分泌系や神経系の調整を受けやすい。
・口腔内で咀嚼することで、消化・吸収や、代謝に生理的影響を及ぼす。
・食品に含まれる未知の有効成分が無意識のうちに摂取できる。

これらの利点を通して、〈患者にとって食事をすることは栄養補給だけでなく、楽しみでもあり心理的な満足感が得られるなどＱＯＬにも関わり、終末期においては生きるための原動力となることもある〉（『臨床栄養学総論』東京化学同人より抜粋）と考えられています。

実際、緩和ケアでは、点滴からの栄養補給を最低限に控えるように心がけています。点滴のみで栄養を補給しようとすると、体に余分な水分が入り過ぎて、それを外に出そうとして弱った心臓や腎臓、肝臓がさらに酷使され、悪循環に陥ります。また、細胞外に余分な水分がたまってむくみが生じ、患者さんに肉体的な苦痛を与えることになります。緩和ケアの専門家はそのことを経験的に知っているのです。

体が弱って食欲がなくなったり、嚥下障害があって口からの栄誉補給が難しいと思われる場合でも、すぐにあきらめて点滴栄養に変えるのではなく、次項に紹介するようなスープ※やゼリー、シャーベットなどにしてあげると、それ単独で、場合によっては経鼻栄養との併用によって、食で命をつなげる可能性が残っています。ぜひ試してほしいと思います。

※医療 360°weblog 勉強会報告「いのちのスープ」
http://blog.livedoor.jp/health360/archives/51366816.html

智恵その48　命をつなぐスープ、ゼリー、シャーベット

玄米のスープ

これは、鎌倉の料理研究家・辰巳芳子さんが考案して、脳梗塞のお父さんの介護中に作って飲ませていたというスープです。

玄米のスープは、玄米、昆布、梅干しのみという非常にシンプルなスープですが、作る際にはそれなりの手間暇をかけます。美味しいものを最後まで食べさせてあげたいという家族の思いやり、祈り、愛情がこもっています。

作り方のポイントは次のとおりです。

まず、前日に水にさらした後にざるに上げておいた玄米を30分かけてよく炒ります。次に、昆布と梅干しを加えて煎じます。水を加えてじっくりと煮て、ざるで濾せば澄んだ玄米スープの完成です。水を加えて30分加熱後、熱いうちに濾すことがコツだそうです。

詳しいレシピは「水底亭厨房～レシピ：玄米スープ」http://www.inawara.com/shizumin/favorite/kitchen/recept/genmaisoup.html に掲載されているので参考に

してください。

玄米を焙煎することで素材の旨味（味）に香ばしさ（香り）が加わるとともに、実は抗がん成分が生成されるのです。

『がん患者は玄米を食べなさい』伊藤悦男（現代書林）という本に詳しく書かれていますが、玄米を炒ってから煮ることで得られる抗がん成分はＲＢＡ、ＲＢＦの2種類がありますす。いずれも、がん成長阻止率60～70％という強力な抗がん作用を発揮するということです。

ＲＢＡの成分はα―グルカンという多糖類で、免疫細胞を刺激して免疫能を活性化する作用があります。一方、ＲＢＦは、がん細胞にエネルギー代謝異常を起こさせて、アポトーシスという細胞死を起こす作用を持っていることが解明されています。

つまり、焙煎した玄米には、がん細胞を攻撃する力と、がんと闘う免疫を強化する力の両方が備わっているというわけです。

この玄米スープは「いのちのスープ」と呼ばれています。こうした具のない澄んだスープは、嚥下機能が落ちて固形物が飲み込めない患者さんには非常に喜ばれます。玄米スープやしいたけスープなどを末期がん患者さんのために緩和ケア科で提供する病院も少しずつ増えているようです。

野菜スープ、ゼリー、シャーベット

野菜の旨味と栄養を凝縮した野菜スープも、食の細くなった患者さんにはお勧めです。スープで飲んでもよし、またゼリーやシャーベットにしても食べられるので重宝します。

［材料（以下の野菜からいくつかを適宜選ぶ）］

セロリ、パセリ、トマト、玉ねぎ、ジャガイモ、人参、ネギ、ニンニク、生姜、ごぼう、サツマイモ、キャベツ、大根、カブ、かぼちゃ、ブロッコリー、キノコ

さまざまな野菜をくたくたになるまで煮込みます。そして、次のような方法で摂取します。

①上澄みの一部を温めてそのまま飲む
②ゼラチンで固めてゼリーにして、それを冷やして食べる

③ゼリーを凍らせてシャーベットにして食べる

④上澄みを飲んで残った野菜とスープをミキサーやフードプロセッサーにかけ、裏ごしをしてポタージュスープを作る。そのまま飲んでもいいし、さらに豆乳（大豆は有機栽培で無調整のものを選ぶこと）を加えてから、①〜③の方法で食べる

とくに、シャーベットは口の中ですぐに溶けるので嚥下障害のある人でも食べやすいでしょう。老人保健施設などでは、よく氷を砕いたものをなめて嚥下訓練を行います。これにより、ダイナミックな咀嚼動作を喚起することができることも明らかになっています。

野菜・果物ジュース（フレッシュジュース）

フレッシュジュースも飲みやすく、たくさんの栄養を摂取することができます。人参、レモン汁、小松菜などの青菜、リンゴなどの果物をしぼって混ぜたジュースがお勧めです。患者さんの好みや体調によっては、ジュースに湯煎したゼラチンを加えたものを冷やしてゼリーにしたり、さらにフリーザーで凍らせてシャーベットにして食べてもらってもいいでしょう。

食品成分一覧

100ｇあたりの成分

食品	エネルギー(kcal)	水分(g)	たんぱく質(g)	脂質(g)	炭水化物(g)	灰分
ゼラチン(豚)	344	11.3	87.6	0.3	0	0.8
豆乳	46	90.8	3.6	2	3.1	0.5
調整豆乳	64	87.9	3.2	3.6	4.8	0.5
豆乳飲料	60	87.4	2.2	2.2	7.8	0.4

文部科学省「食品データベース」より作成

ジュースを湯煎するときは、ジュースの中の野菜・果物に含まれる酵素が失活しないように、50度以上にならないように気をつけます。

場所や時間の制約がある場合は、ゼラチンのかわりに市販のとろみ剤（トウモロコシデンプンを発酵させて作ったもの）を使ってもかまいません。また、フレッシュジュースのかわりに、豆乳に青汁やホールフードネクター（果物の皮も実も種も含まれたネクター）を加えたり、市販の人参ベースの野菜ジュースにホールフードネクターを加えたものを、そのままゼリー状、シャーベット状にして摂ってもかなりの栄養補給ができます。

ここで紹介した玄米スープ、野菜スープ、野菜・果物ジュースは、たとえ少量の摂取であっても良質な炭水化物とミネラルを補給することができます。さらに、これにゼラチンと豆乳を加えることにより、良質なタンパク質と脂質も同時に摂ることができます。ゼラチンは、その栄養成分の実に80%以上がタンパク質です。

漢方薬をアイスクリームに混ぜる

末期がんのさまざまな辛い症状や体力の消耗に漢方薬が効果的であることが少なくありません。漢方治療を得意とするクリニックや漢方相談薬局に相談して、顆粒状の漢方薬を処方してもらいましょう。

ただし、そのままでは飲みにくい場合もあると思います。バニラアイスクリームに顆粒漢方薬を混ぜると、苦味や独特の匂いを感じずに飲んでもらえることもあるので、ぜひ試してみてください。

おわりに

私の知る60代の女性は、幼いころから厳しい父親との葛藤に苦しみ続けた末、子宮体がんにかかりました。３大療法を拒否して病状が悪化したものの、ＳＡＴ療法を受けたことにより父親を許すことができて病状が安定。その後、父親を自分で看取り、発症から３年半経ったいまも元気にがんと共存して暮らしています。

30代半ばで乳がんを発症したある女性は、がんを全摘して6年後、娘さんとの関係がストレスになって再発。ホルモン療法、抗がん剤で一時寛解するものの、娘さんの家出を機に、頸部リンパ節と肺に転移します。放射線療法のピンポイント照射で頸部リンパ節の腫瘍は消えたものの肺に転移した病変が悪化し、主治医に余命２週間と宣告されました。娘さんにお別れのメールを送ったところ、娘さんが病院に駆けつけて親子の関係が修復されました。すると、それまでどうしても抜けなかった胸水が一気に抜けて退院することができました。半年後に他界されましたが、親娘３人、家族水入らずで充実した日々を過ごしました。

人間の心と体は、私たちが思っている以上に強くつながっています。親、夫（妻）、子など肉親との心の葛藤やトラウマによってがんが発症・増悪することもあれば、その心の傷が癒えることによって逆に病状が劇的に改善することもあります。家族が患者に与える影響はそれほど大きいものがあります。まさに家族の愛が患者を救い、家族自身を救うのです。

私たちの人生の目的は幸せを実現することです。そして、がんは「あなたの生き方に変化を起こしなさい」というメッセージです。がんという病気によって家族が自分たちの生き方をじっくりと見つめ直し、絆を深めながら少しずつでも幸せの実現に向かうことができたとしたら、それはまさにがんからのメッセージに答えたことになるのではないでしょうか。

蛇足になりますが、本書を執筆中に85歳になる父が肺炎で緊急入院しました。肺に管を入れて、最初の日は膿を1.5リットル、翌日からは一日およそ１００ミリリットルずつの排出が続き、酸素マスクをつけても血中酸素飽和度が80%台に低下して危険な状態が続きました。「もうダメではないか」と二度覚悟しましたが、抗生物質の点滴だけで奇跡的に生還しました。その後、肺の管や点滴、排尿するための尿道の管、鼻から栄養を入れる管もすべて取れて退院し、嚥下障害に対するリハビリが充実している介護付き有料老人ホームに移りました。現在は、ペースト食からきざみ食への移行の訓練を行うとともに、30メートルほどの廊下を歩行器で1日何往復もしてリハビリを続けています。

そんな父の姿を見て自然治癒力のすごさを改めて実感するとともに、母の病気で培った家族としてのあり方を再認識しました。また、第7章「もし家族が余命宣告を受けたら」の介護のパートは、今回の経験で学んだことをそのまま活用することができました。

本書を書くきっかけと書き上げるための力を与えてくれた私の愛する両親に、この本を捧げたいと思います。

2015年1月

野本篤志

著者経歴

野本 篤志（のもと・あつし）

1958年茨城県生まれ。がん統合医療コーディネーター、薬学博士。NPO法人緑の風ヘルスサポートジャパン理事長。一般社団法人がん患者サポート協会理事長。

がん体験者とその家族の会(ラポールの会)代表。東京薬科大学、筑波大学大学院を卒業。藤沢薬品探索研究所主任、同医学調査部課長、アステラス製薬開発本部内分泌領域プロジェクトリーダーを歴任後、母の2度目のがんの体験を機に会社を退職し、現NPO法人やラポールの会を立ち上げ、「自分の健康は自分で守ろう！取り戻そう！」を合い言葉に、統合医療の普及や生活習慣病予防の啓発活動、がん患者やその家族へのサポート活動を行っている。また茨城県土浦市の約5,000坪の農地に自然療法(森林療法や園芸療法)を体験できる『くぬぎ野ファーム』を創設し自然や農業を中心とした活動を進めている。

著書に『がんが自然に消えていくセルフケア —毎日の生活で簡単にできる20の実践法』(現代書林)、『自分でがんを治したい人のセルフケア実践ノート』（プレジデント社）がある。

カバーデザイン：小野哲郎（6B）
本文デザイン：柴田昌徳（アズマ・ADS）
イラスト：ADS
表紙写真：山本一維

家族のケアでがんは消える **患者を生還に導く48の智恵**

2015年 1 月31日 第1刷発行
2016年11月 1 日 第5刷発行

著　　者　**野本篤志**

発 行 所　株式会社 遊タイム出版
〒577-0067 大阪府東大阪市高井田西1-5-3
Tel 06-6782-7700　Fax 06-6782-5120
<東京支社>
〒141-0031 東京都品川区西五反田7-22-17 TOCビル3階
Tel 03-6417-4105　Fax 03-6417-3429
http://www.u-time.ne.jp

印刷・製本　株式会社 アズマ

ISBN978-4-86010-345-3 Printed in Japan